糖尿病
有救了

DR. NEAL BARNARD'S PROGRAM
FOR REVERSING DIABETES

资深营养膳食专家
布莉安娜·克拉克·葛鲁根（Bryanna Clark Grogan）
精制 50 道科学控糖食谱菜单

[美] 尼尔·柏纳德（Neal Barnard）◎著

洪淑芬 ◎译

SPM
南方传媒

广东科技出版社
全国优秀出版社

·广州·

本书中文译稿由柿子文化事业有限公司授权使用

广东省版权局著作权合同登记
图字：19-2024-072 号

图书在版编目（CIP）数据

糖尿病有救了 /（美）尼尔·柏纳德（Neal Barnard）著；洪淑芬译 . —广州：
广东科技出版社，2024.8
书名原文：Dr. Neal Barnard's Program for Reversing Diabetes: The
Scientifically Proven System for Reversing Diabetes Without Drugs
ISBN 978-7-5359-8322-0

Ⅰ . ①糖… Ⅱ . ①尼… ②洪… Ⅲ . ①糖尿病—食物疗法 Ⅳ . ① R247.1

中国国家版本馆 CIP 数据核字（2024）第 076513 号

糖尿病有救了

TANGNIAOBING YOUJIU LE

出 版 人：严奉强
责任编辑：涂子滢　杜怡枫
监　　制：黄 利　万 夏
营销支持：曹莉丽
特约编辑：曹莉丽　鞠媛媛
版权支持：王福娇
装帧设计：**紫图图书 ZITO**®
责任校对：李云柯　廖婷婷
责任印制：彭海波
出版发行：广东科技出版社
　　　　　（广州市环市东路水荫路 11 号　邮政编码：510075）
销售热线：020-37607413
https://www.gdstp.com.cn
E-mail：gdkjbw@nfcb.com.cn
经　销：广东新华发行集团股份有限公司
印　刷：艺堂印刷（天津）有限公司
规　格：710 mm×1 000 mm　1/16　印张 18.5　字数 370 千
版　次：2024 年 8 月第 1 版
　　　　2024 年 8 月第 1 次印刷
定　价：79.90 元

如发现因印装质量问题影响阅读，请与广东科技出版社印制室联系调换
（电话：020-37607272）。

不用再怕吃主食

治疗糖尿病的新策略

> 悄悄上升的血糖值是有可能降下来的，得了糖尿病并不等同于走上了一条不归路。

根据近年来的研究报告，本书提出了预防、控制及逆转糖尿病的崭新方法。

我们的研究团队在美国国立卫生研究院（National Institutes of Health）和糖尿病行动研究与教育基金会（Diabetes Action Research and Educational Foundation）的赞助下，进行糖尿病的研究工作。在和其他研究人员协力合作之后，我们决定重新设计糖尿病患者的饮食策略。如果你觉得得了糖尿病就是代表要面对逐渐升高的药量、不断增加的体重、对并发症风险日益增加的担忧，那么你需要学会逆转这些趋势。

我们会把关注点放在饮食而非药物上。没错，药物经常扮演重要的角色，我也会详述这些药物的作用，让你和你的家人了解你现在正在使用的药物种类。但我更希望帮助你减少用药，甚至完全停药——这得靠你重新思考所吃的食物。

我要强调的是，你不需要减少热量的摄取，不用限制碳水化合物的摄入量，也无须把每餐分量变少。事实上，你可以吃到饱。如果餐与餐之间你又饿了，再吃一点也无妨。

我们所针对的是你吃的食物类型，因为食物类型已成为控制糖尿病的决定性因素。

一个新思维

我的父亲唐诺德·柏纳德（Donald Barnard）医生，大半辈子都在救治糖尿病患者。生长在美国中西部自家牧场的他很快就发现自己不适合从事畜牧业，于是决定去医学院读书。在波士顿有名的加斯林诊所（现为加斯林糖尿病研究中心）受训之后，他开始在一家繁忙的社区医院工作，还成为当地治疗糖尿病的专家。不过，他和其他糖尿病医生及其患者都觉得糖尿病像一个永远也解不开的谜团。他曾经转述诊所创办人艾略特·P. 加斯林（Elliott P. Joslin）医生针对糖尿病研究所作的评论："我们需要的不是一大笔研究经费，而是一个新思维。"

加斯林医生提出这个观点是在 20 世纪 50 年代，随着疾病的暴发，我们现在更迫切地需要他所说的那个新思维。综观全世界，大约有 4 亿人患有糖尿病，而截至目前，大部分患者都觉得，糖尿病即使不是太严重，也给他们的生活带来了许多麻烦。

患者的生活变成了一场等待厄运降临游戏，他们每天都在不断地测量血糖和服用治标不治本的药物。从神经系统问题到视力问题，从心脏问题到肾脏问题，并发症一个接一个地出现。

现在，我们终于有了一个更有效的治疗方法，这个方法并非只是一个大胆的新思维，而是一个经过研究证实的全新策略。

我们的研究团队在与华盛顿哥伦比亚特区的乔治敦大学和乔治·华盛顿大学不断合作研究之下，证实了治疗糖尿病不仅可以延缓糖尿病不可避免地加重，还可以显著改善健康状况。**糖尿病患者若想降低血糖，提高胰岛素敏感性，减少或摆脱药物，只需要通过改变饮食就可以达成。**与药物治疗有许多不良的副作用不同，这种改变饮食的方法反倒是带来了一些良好的"副作用"：体重减轻、胆固醇降低、血压降低及活力提高。

从一开始，我们的研究团队就瞄准了更高的目标，采取比过去的医生所采取的更积极的方法来治疗糖尿病。第一项是小型研究，研究对象只有 13 名糖尿病患者，目的在于测试完全依靠改变饮食计划对治疗糖尿病的成效。不用增加新药，不靠营养品，甚至没有运动计划，但结果是惊人的。2/3 患者的病情有了很大的改善，他们竟然在 12 周之内就减少甚至停止用药。这项研究结果在 1999 年发表于《预防医学》杂志上。

在第二项研究中，我们研究了 59 名血糖控制程度不同的人，他们中有的健康，有的处于糖尿病前期，还有的已经是糖尿病患者。我们研究了改变饮食为什么对治疗糖尿病有效，研究结果表明，饮食的改变能让身体发生根本性的变化。在 14 周内，这种饮食的改变使胰岛素敏感性提高了 24%。也就是说，血糖水平在异常范围内的研究对象，其数值已迅速回到正常范围。虽然运动会带来更多的好处，但仅仅改变饮食就能提高胰岛素敏感性，而且能更有效地控制血糖。此结果在 2004 年的美国糖尿病协会（American Diabetes Association）科学会议中被提出，并发表在 2005 年的《美国医学会杂志》上。

胰岛素敏感性被用来衡量身体接受胰岛素的能力，而在糖尿病患者身上，胰岛素这个储存碳水化合物的激素无法正常工作。

1型糖尿病的新认知

1型糖尿病患者数量远少于2型糖尿病患者。因为这种病通常是在患者小时候被诊断出来的，而且需要用胰岛素进行治疗，所以其以前名字也叫"青少年发病型糖尿病"或"胰岛素依赖型糖尿病"。

1型糖尿病患者和2型糖尿病患者的不同之处在于前者需要终生注射胰岛素。但是他们可以通过改变饮食和生活习惯，将用药量减到最少及降低并发症的发生风险。现在，我们对于1型糖尿病的"原始发生因素"也有了全新、令人讶异的认知！你可能会很吃惊，1型糖尿病产生的原因竟在于身体的免疫系统会攻击胰腺中负责产生胰岛素的细胞。

从之后的研究中，你将知道身体引发这场攻击的原因，以及防范的方法。

这些研究表明，针对糖尿病患者设计的营养饮食，是有史以来最有效的营养计划。多年来，医生只能利用各种药物，试图弥补胰岛素的功能失调，但我们能够超越此范畴。和以往传统疗法相比，我们可以通过直接处理或改善细胞对胰岛素的敏感性，来帮助身体自身的胰岛素再次正常工作，这就是治疗2型糖尿病的关键。即使病况已经严重到出现了并发症，此疗法仍有可能显著地改善病情。

2003年起，在美国国立卫生研究院的支持下，我们进行了一项新的研究，目的在于比较我们的饮食策略与当时美国糖尿病协会所制定的饮食指南的差异。众所周知，美国糖尿病协会的饮食理念很合理，也具备一定的医学地位。数百万的患者都遵循这套饮食方针，并使用食物代换表及其配套的烹饪书来控制病情。但相同的故事却一再上演：尽管患者尽了最大的努力，但病情仍在日渐恶化。

我们的目标在于改善现况。此项研究是与乔治·华盛顿大学和多伦多大学共同进行的，研究对象为 99 名 2 型糖尿病患者。他们被随机分配进行不同的饮食计划，部分采用美国糖尿病协会所制定的标准糖尿病饮食指南，其余的则采取新的策略，其内容之后你将了解到。

2005 年和 2006 年在进行研究的同时，我在美国糖尿病协会、美国糖尿病教育者协会和美国公共卫生协会的科学会议上介绍了这项研究的初步结果。在不更改运动量和药量的前提下，研究分析发现，这项新的饮食计划在控制血糖上的效果更好。

新的饮食计划不仅使患者体重锐减，而且更能有效地控制胆固醇。其他调查人员则指出，这种饮食计划对心脏有惊人的益处，也会使血压下降到正常值。许多患者因此重新掌控自己的生活，并重拾健康与活力。

本书将这些科学的突破转化为任何人都可以使用的工具，内容包括一套易于执行的计划，其中附带着简单的饮食方针、菜单及食谱。

这些人都成功了

让我们看看亲身体验本书计划的真人真事。

南希不用再吃两种药

南希从《华盛顿邮报》的一则广告中得知了我们的研究。8 年前，她被诊断出罹患 2 型糖尿病。她的一位表亲因为这种疾病而丧失了部分视力，且肾衰竭导致他不得不进行透析。南希不希望自己将来也变成那样，她准备予以反击。

在加入我们的研究之前，她的病情每况愈下。虽然她一直遵循糖尿病患者的传统食谱，但血糖情况却持续恶化，她的饮食方式并没有阻止她的体重不断上升。

在她确诊两年后，医生给她开了第一种糖尿病药物。后来，医生觉得她需要服用两种药物才能控制病情。尽管如此，她的血糖仍在持续升高，在加入我们的研究时，她的糖化血红蛋白值为 8.3%——这是控制血糖的关键指标，美国糖尿病协会建议正常值应该低于 7%。南希之所以选择加入这项研究，是因为她希望通过食物而非药物控制病情。随着糖尿病患者的激增，她的直觉告诉她：问题一定出在吃的食物种类上，只有改变饮食才是根本的解决之道。

我们教她如何改变饮食。不用限制食物和热量的摄取量，也不必限制碳水化合物的摄取量，但我们要求她彻底改变所吃的食物类型。

一开始，我们要求她不要改变之前的运动习惯，因为我们想知道仅靠饮食的改变会有怎样的功效。这正合她意，因为她每天都在办公室忙碌地工作，也没有运动的习惯——至少当时是这样的情况。

当她遵循我们的建议之后，她的体重和血糖都下降了，其中血糖下降的速度特别快。多年不断升高的血糖，现在总算有了下降的趋势。11周后，她的体重减轻了 6.3 千克。当她卷起袖子让我们检查糖化血红蛋白时，我们发现该数值从 8.3% 下降到 6.9%。这一过程只花了约 3 个月的时间，她的胰岛素敏感性也正在恢复。南希的血糖持续下降了。

事实上，因为血糖降得太多，现在的药量对她来说已经太多了。当时她不仅同时吃两种药物，而且在饮食上做了全新的、强有力的改变，这两种因素加在一起，让她的血糖值过低，因此应减少药量。当我们只是减少她的药量时，却发现这样做还不够。在数月后，我们不得不完全停用其中一种药。

在加入研究一年多后，她的体重比加入研究前减轻了 18 千克。而且现在仅需服用一种而非两种糖尿病药物（目前仍不知能否完全停用第二种药物）。虽然她现在吃的药比以前少，但糖化血红蛋白值却比以前更正常，上次检查的结果是 6.8%。她说："这个结果简直不可思议！不仅只是体重减轻而已，我的检查数据好到令人不敢相信。"

另外，还有一个她没有预料到的好处。多年来，她患有严重的关节炎，甚至无法打开罐子。在执行了几个月的新饮食计划后，她突然意识到她的关节炎症状完全消失了。[事实上，关于饮食与关节炎的关系，有大量引人入胜的科学文献，我在之前的一本书《对抗疼痛的食物》(*Foods That Fight Pain*) 中对它们进行了总结。] 故事最精彩的部分是，南希的经历对于那些通过改变饮食习惯来治疗糖尿病的人来说并不罕见，你在后面很快就会读到。

连性功能也治愈了的范斯

范斯被诊断出糖尿病时年仅 31 岁，当时他刚好换了一位医生，在经过一次简单的血液检查后，他被确诊为糖尿病。他的外公外婆都有糖尿病，但在此之前，范斯的身体状况一直很好。他当了 12 年的警察，现在在银行上班，而且很少请病假。

糖尿病改变了一切。范斯说："即使没有失去一条腿或失明，我可能最终也要接受透析。"事实上，他的健康情况并非十分理想——几年来他的体重逐渐增加，身高 183 厘米的他体重达到了 125 千克。他说："我并没有认真对待我的饮食或健康。我是吃牛排三明治、猪排和鸡肉长大的。我还经常去烤肉和野餐。虽然我也吃一些蔬菜，但新鲜的食物吃得不多，也没有运动。我根本没把这些当回事。"

伴随体重问题而来的是性功能方面的困扰。糖尿病患者和过度肥胖者常有勃起障碍。医生开始让他服用二甲双胍（Metformin），这是一种降低血糖的常用处方药。

范斯在得知我们的研究之后决定参与进来，尽管他对即将要改变的饮食习惯感到有些疑惑。他说："我以前从来都不节制饮食或规律饮食，也从未控制饮食，总是想吃什么就吃什么。"但他的妻子吃素已经有一段时间了，她很高兴范斯也准备做出改变。

很快他就得到了回报。他的体重开始下降，一年下来，他惊讶自己竟然减掉了约 27 千克。研究刚开始进行时，他的糖化血红蛋白数值为 9.5%，仅仅两个月后，就降到了 7.1%；研究进行了 14 个月后，更是降到了 5.3%。他的医生十分高兴，认为他可以不用吃二甲双胍了。

还有一个惊喜，他的性功能问题在 3 个月内几乎全部消失了。"自从我到警察学院学习以来，我的身体状况从来没有这么好过，就像卸下了重担。"他说，"当我告诉母亲我所做的一切——我改变了饮食习惯，她几乎喜极而泣。因为我父亲在我 30 岁时就去世了，我祖父去世时，我就已经是直系亲属中最年长的男性，我们家族的人接二连三地去世。但她现在看到了我在选择不一样的未来，我一直在照顾自己的身体。"

救命的饮食计划——糖尿病并非不归路

这项受到南希和范斯称赞的饮食计划，希望之后其他患者也可以采用。它的作用远不只像其他饮食计划那样，仅仅是缓解糖尿病，它旨在从根本上预防和控制糖尿病。

正如参与我们研究的人所了解到的，之前悄悄上升的血糖值是有可能降下来的。糖尿病之路其实是一条双行道。

无论你是患有希望能够控制自己健康的 2 型糖尿病，还是患有给生活带来不便的 1 型糖尿病，这项饮食计划都是专为你而设计的。

此外，我们的研究和这本书，也锁定了一个更深远的目标。

每天都有越来越多的人被诊断出糖尿病，其中包括数量惊人的儿童，他们及其家人为了治疗这个疾病，都付出了高昂的代价。而诊所、健康维护组织、医疗机构、保险公司，特别是医疗保险和医疗补助，也在面对越来越高的处方支出、看病支出，以及因糖尿病并发症引起的住院支出。对于许多糖尿病高危人群来说，被确诊只是时间问题。

这项新的饮食计划，如果应用范围足够广泛，可以在很大程度上解决这些问题。

原本大家都把糖尿病视为残酷的疾病，现在这项饮食计划彻底颠覆了这一认知。

糖尿病不再是一种患者一定得忍受的疾病，病情也不一定会越来越严重。恰恰相反，如果你患有糖尿病，那么现在是让自己的生活步入正轨的时候了。

我们在治疗糖尿病，更重要的是，这项饮食计划旨在帮助你了解糖尿病的病因，并将改变饮食和生活习惯能为糖尿病所带来的疗效发挥到极致。假如你目前没有患有糖尿病，但属于高危人群，那么这是一项预防糖尿病的强大计划。

你可能会问："这个计划适合我吗？"答案是非常肯定的。

无论你是喜欢下厨还是喜欢在外用餐，都可以轻松地按照计划做出改变。

我之所以提出这一点，是因为许多人认为改变饮食习惯意味着每顿饭都要自己在厨房里做，甚至要花费数个小时。假如你一想到这点，内心就感到痛苦，我当然深表同情。我很早以前就发现，我的性格并不适合花太多时间在厨房里，也许我天生就有"喜欢旅馆里的送餐服务基因"，也许你也有，所以我会教你如何制订一份健康的食谱，让你无论是否喜欢下厨，都能受益。

我们的许多研究参与者都在餐厅或公司食堂用餐，这个计划既然对他们行得通，那么对你也行得通。

无论你是热爱运动还是从未坚持运动，都没有关系。

上述改善都是在不运动的情况下就能够实现的。事实上，我们的研究通常不包括运动，因为我们必须把饮食这一单项因素分离出来研究，才能准确地测试其效果。尽管如此，运动仍然是任何糖尿病治疗方案的重要组成部分。

本书将会教你如何在合理、安全又有效的情况下，把运动融入生活。然而，如果你因为关节问题、心脏疾病或严重肥胖而无法进行有效的运动，或者你发现自己无法坚持任何运动计划，那么，你会很高兴地知道，改变饮食习惯取得的好处并不受运动量的影响。

如果你觉得自己无法坚持节食，我完全能够体会。

这就是为什么我们只关注你吃什么，而不是吃多少。你可以一直吃到饱，想吃点心时就吃。但是，你必须投入一些精力：学习用新的方式思考食物，而且摒弃一些旧观念。如果你一直超重，那么你很可能得买新衣服了！

逆转糖尿病

很多糖尿病患者都觉得自己即将面临逐渐增加的体重，慢慢上升的血糖，越来越高的药物剂量，以及逐渐恶化的并发症。逆转糖尿病意味着扭转这些趋势。假如超重会对你的身体造成伤害，那就得将体重降下来，虽然不能在短时间里降下来，但也要呈慢慢下降的趋势。上升的血糖也可以降下来，一再上升的药物剂量也可以降下来，一些足部和腿部的神经疼痛等症状也可以得到改善，甚至消失，心脏疾病也是有办法逆转的。

这种疾病会完全消失吗？有些人坚称：一旦患上糖尿病，便无法摆脱，即使血液化验结果有了很大的改善，但病情已经确诊。其实他们的意思是，患 2 型糖尿病的基因是不会消失的；不管 1 型糖尿病的患者如何调整饮食，都需要进行胰岛素治疗。

现在我们无法预测每个人病情的改善程度。你能否降低药物剂量，停止服用一些或全部的药物，或是把血糖降到没有人知道你曾经得过糖尿病？这些问题只有在你自己亲身经历过这个计划后，才有办法回答。我可以保证的是，这本书会教你如何让这份强大的饮食计划发挥作用，但结果如何就要靠你自己努力了。

如果你愿意将个人进展告诉其他人，或是将这本书借给患有糖尿病的朋友或家人，我将不胜感激，因为现在虽然出现了扭转个人疾病的办法，但想要征服这场世界性的"流行病"，却是一项艰巨的任务，这需要大家同心协力。因此我希望你能够和所有健康专家、研究参与者及家人一起加入这个抗击糖尿病的阵营。

感谢各位，并预祝成功！

第 1 部分

突破性发现
The Breakthrough

第 2 部分

吃对食物，远离糖尿病
The Program

第 3 部分

从头到脚变健康

Complete Health

13
小心你的神经、眼睛和肾脏

14
给医护人员的备忘录

附录 I

菜单和食谱

附录 II

多多尝试新食材

突破性发现

The Breakthrough

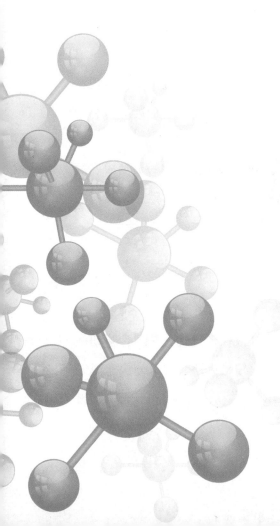

1 糖尿病大震撼

糖尿病真的会好

当你改变为健康饮食之后，你的血糖将会产生非常戏剧性的变化——甚至没有医生会猜得出来你曾经得过糖尿病！

近几年来，我们对糖尿病的基本认知发生了翻天覆地的变化。现在大家开始关注引发糖尿病的根本原因，这种认知给予了我们前所未有的力量。

为了确保我们站在同一起跑线上，让我带领大家了解一下糖尿病的基础知识：症状、类型，以及目前使用的典型治疗方法。然后，我再向你介绍新的治疗方法。

你有没有糖尿病？

糖尿病出现时可能完全没有症状，但往往在一开始，患者会感到疲倦，不知为什么，就是提不起劲来。此外，你也许还会有水分快速流失的感觉，也就是说，你去洗手间的次数增加了。**你一直口渴——饮水量**

秘诀 1
不用限制食物分量、
卡路里或碳水化合物
摄入量，焦点在食物
选择上。

糖尿病
Out

多到连自己都很惊讶。

这到底是怎么一回事？根本问题在于：糖分没办法从血液进入细胞。这一个状况会衍生出许多其他的问题，就如同多米诺骨牌效应一般。

我们所说的糖，指的是葡萄糖，一种最小、最简单的糖分子。在这里，"糖"不仅仅是垃圾食品或热量的代名词。

事实上，人体细胞使用这种糖，即葡萄糖（血糖），来产生能量。就像汽车的汽油或飞机的喷气燃料一样，葡萄糖是人体的"燃料"，它为你的行动、思考，以及你所做的一切提供能量。

这就是问题所在！假如葡萄糖没办法从血液进入细胞，细胞就失去了基本的燃料，你也就失去了能量，这就是为什么你会感到疲倦。如果肌肉得不到活动所需的葡萄糖，就很容易感到疲倦。

同时，那些无法进入细胞的葡萄糖会在血液里累积，它在血液里的浓度越来越高，最后只能通过肾脏进入尿液。

柏纳德医生小提醒　**糖跑到尿液里去了！**

糖尿病患者会出现葡萄糖从血液"溢出"到尿液的情形，因此糖尿病的学名为 Diabetes Mellitus。Diabetes 来源于希腊文，原意是通过；Mellitus 则来自拉丁语，原意是（像蜜一样）甜。

在葡萄糖通过肾脏时，它会携带着水分，而且是大量的水分，一起排出来，所以你才会频繁地去洗手间。随之而来的自然是口渴，因为很多水分都流失了。因此，**疲倦、尿频、口渴都是同一个问题的症状：葡萄糖无法从血液进入细胞。**

你可能还会发现自己的体重正在减轻。别高兴，在这种情况之下，体重减轻并不是什么特别的好消息。体重减轻是因为你的细胞正处于饥饿状态，营养物质无法到达细胞，所以你的身体营养不良。没错，就算你吃得再多，营养物质和葡萄糖都无法到达需要它们的地方。

过多的葡萄糖日复一日地涌入血液，假如不加以控制，它会损害心脏、眼睛、肾脏和四肢里脆弱的血管。

不过正如我们在研究中所呈现的，通往高血糖的道路其实是双向的。当你改变饮食并做出其他有益健康的改善后，已上升的血糖是可以降下来的；有时这种变化会非常大，以至于没有医生能猜得出来你曾经得过糖尿病。

糖尿病的类型

糖尿病或糖尿病前期的诊断意味着你体内的胰岛素无法充分发挥作用。作为激素的胰岛素作用之一是将血液中的糖转移到细胞中，可以说，它就像一把开启细胞大门的钥匙，让营养物质进入细胞。当胰岛素到达细胞表面并打开大门时，葡萄糖才能进入细胞，进而产生能量。

当你的身体由于不明原因而无法生成胰岛素时，血糖值就会升高。同样，如果你的细胞抗拒胰岛素的作用，就好比钥匙插进锁孔，却打不开门，那么血糖也一样会上升，久而久之，高血糖会损害你的神经、眼睛、肾脏，以及身体其他部位。

糖尿病分为 4 种主要类型，1 型糖尿病、2 型糖尿病、妊娠糖尿病和其他类型糖尿病。这里我们主要探讨前 3 种。

1 型糖尿病

1 型糖尿病通常出现于少儿期或青年期，以前被称作"青少年发病型糖尿病"或"胰岛素依赖型糖尿病"。以 1 型糖尿病来说，某些因素损害了胰腺分泌胰岛素的能力，通常需要通过注射的方式从外部获取胰岛素。

然而最近的研究已经表明：改变饮食能够极大地降低糖尿病可能会带来的并发症风险。第 3 章将对此作说明。

除此之外，我们现在已经比以前更加了解 1 型糖尿病发生的原因，因此我们可以采用更多的方法来预防它。

胰岛素产生细胞的损害是由生物学上的"误伤"造成的，也就是说，免疫系统的核心成员——白细胞，通常负责识别和消灭外来的细菌和病毒，这些白细胞原本应该保护你，但它们却攻击了胰腺的细胞，破坏了胰腺分泌胰

医生如何判断糖尿病

· 你有糖尿病症状（疲倦、频尿、口渴或不明原因的体重减轻），每公合血液中含有 200 毫克以上的葡萄糖，也就是 200 毫克 / 公合以上（或每升血液中含有 11.1 毫摩尔以上的葡萄糖，也就是 11.1 毫摩尔 / 升以上）。检验时间随机，和是否空腹无关。

· 空腹 8 小时以后，你的血糖浓度为 7 毫摩尔 / 升以上。

这只是初步诊断结果，要在另一天做一个类似的检查后才会确定。

在某些特殊情况下，医生会做葡萄糖耐量测试，你必须喝下含有 75 克葡萄糖的糖浆。假如在 2 小时之后，你的血糖浓度为 11.1 毫摩尔 / 升以上，医生就会判断是糖尿病。

一般空腹血糖值应该低于 5.5 毫摩尔 / 升。在葡萄糖耐量测试 2 小时之后，你的血糖浓度应该为 7.7 毫摩尔 / 升以下。假如你的检验数值高过标准，但尚未达到糖尿病的门槛，医生诊断结果即为糖尿病前期（葡萄糖失耐），最后，这通常还是会发展为糖尿病。

*注：美国医检室采用的血糖单位为毫克 / 公合；在其他国家，使用的单位则是毫摩尔 / 升。血胆固醇的单位也相同。（译注：1 公合 = 0.1 升）

胰腺负责制造胰岛素

胰岛素是由胰腺分泌的，胰腺是位于胃后面的一个器官，它长约14～17厘米，宽约3～5厘米，厚约1.5～2.5厘米。事实上，胰腺的主要功能就类似遥控器。它将胰岛素送入血液，让胰岛素进入身体的各个细胞，帮助细胞从血液中摄取葡萄糖。1型糖尿病患者的胰腺已完全停止制造胰岛素；2型糖尿病或妊娠糖尿病患者的胰腺通常尚能制造胰岛素，但身体细胞会抗拒它的作用。

岛素的能力。第3章将探讨发生这一过程的导火索。

你可能会很惊讶地发现，食物，尤其是婴儿出生后前3个月吃的食物竟是罪魁祸首。

2型糖尿病

以前被称作"成人发病型糖尿病"或"非胰岛素依赖型糖尿病"。9/10的糖尿病患者属于这类。

其实大多数患有这种疾病的人仍具备分泌胰岛素的能力，但他们的细胞抗拒胰岛素。胰岛素想把葡萄糖送入细胞，但细胞的门锁坏了，身体为了对付这些反应迟钝的细胞，就会产生更多的胰岛素，以此来克服细胞的抵抗。**假如细胞一直抵抗胰岛素，那么葡萄糖便会堆积在血液里。**

治疗糖尿病的药物就是要解决这个问题。有些药物可以提高人体细胞的胰岛素敏感性，有些则可以让胰腺分泌出更多的胰岛素。

到目前为止，大部分糖尿病患者的饮食方法都旨在减弱细胞对胰岛素的抵抗。这些饮食方法大都限制糖分的摄取，也限制淀粉（复合碳水化合物）的摄取，因为淀粉其实是由很多葡萄糖分子连接在一起形成的，在消化过程中，淀粉被分解，然后在血液中释放出天然糖分。

这些治疗糖尿病的饮食方法背后的原理是，如果你没有一次摄入过多的碳水化合物，那么细胞就不会因过多的葡萄糖而不堪重负。对服药控制病情的糖尿病患者来说，典型的饮食计划旨在保持每顿饭和每一天

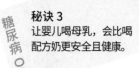
的糖分或淀粉摄取量相当恒定，这样帮助身体处理
葡萄糖所需的药物量才可以固定不变。

这些饮食方法指导你该吃什么样的食物、什么时候吃，以及该吃
多少。

然而，新的研究改变了一切，我们现在可以通过改变饮食来直接提
高胰岛素敏感性。因此，为了更好地利用这些全新的认知，这份营养处
方已被完全改写。

妊娠糖尿病

妊娠糖尿病和 2 型糖尿病类似，妊娠糖尿病只是发生在怀孕时期，
在产后一般会消失。这其实是胰岛素抵抗的迹象，意味着很可能不久就
会正式发病。若采用与 2 型糖尿病相同的治疗方法，也可以防止妊娠糖
尿病转变为 2 型糖尿病。

基因并非宿命

糖尿病有家族遗传的倾向，但不要就此认为：假如双亲之一患有糖
尿病，你就一定会有相同的命运。你可以改变现状！

很多小孩子一出生，身上可能就带有会患上 1 型糖尿病的基因，可
是，这些小孩基本上都不会发病。实际上，**即使是同卵双胞胎，就算其
中一个孩子患有 1 型糖尿病，另外一个患有该病的概率也不到 40%。**
显然，发病的关键其实在于环境，特别是小孩最早接触的食物。

基因在 2 型糖尿病患者身上也扮演类似的角色。我们可以在病发前
数年，即糖尿病迹象还没完全显露的时候，用特殊的测试检测那些携带

了 2 型糖尿病致病基因的年轻人的细胞对胰岛素的抵抗情况。如果他们吃的食物和父母相同，那么发病的概率就会很高。

然而，大量的证据表明，饮食及生活习惯的改变，可以降低糖尿病发生的概率。假如已经患有糖尿病，改变饮食也可以让病情得到显著的改善。

核心重点在于，有些基因是"独裁者"，有些则不是。例如，决定头发或眼睛颜色的基因确实是"独裁者"，如果它们"命令"你长出棕发或蓝眼睛，你就没有反抗的余地；但决定糖尿病的基因群其实比较像委员会，它们不给命令，只给建议。

如果我们的基因要求我们得糖尿病，我们也不一定要听它们的。我们所拥有的控制权，比想象的更多。

追踪病况的糖化血红蛋白

你已经知道，医生会根据你的血糖浓度来诊断糖尿病，通过追踪血糖浓度了解饮食情况和相应药物剂量的效果。然而，尽管血糖测试很管用，但这个数值仍只代表你受测当时的身体状况。**通过检测糖化血红蛋白才能判断长期的身体情况，糖化血红蛋白是用来分析糖尿病病情状况的工具。**

糖化血红蛋白是血液中红细胞内的血红蛋白与血糖结合的产物，它的工作是携带氧气。糖化血红蛋白真正衡量的，是有多少葡萄糖进入红细胞并且附着在血红蛋白之上。如果你的血液里有许多葡萄糖，那么大部分会进入红细胞并附着在血红蛋白之上。如果你的血液里葡萄糖不多，那么附着在血红蛋白之上的葡萄糖便比较少。

因为红细胞的生命周期不长（大约是 4 个月），这个检验可以显示

出你在前 3 个月左右的血糖控制情况。美国糖尿病
协会建议糖尿病患者将糖化血红蛋白值控制在 7% 以
下，然而研究表明，更低的数值可以降低并发症的发生风险，因此现在
专家们建议把目标定为 6.5%，甚至是 6%。

饮食红绿灯，就是没有效

如果你患有糖尿病，大概都拿到过一些关于应该吃什么和避免吃什
么的饮食指南。或许你曾找过营养师，营养师也建议你去参加有关糖尿
病饮食的课程。不幸的是，大多数人在改变饮食的过程中，都没有坚持
下去，因此这些最初所做出的努力，可能到最后也没有产生多少效果。

如果你和大多数人一样，那么你大概也会觉得那套饮食方法实在很
难以坚持。

多年来，美国糖尿病协会所提供的饮食设计理念为：在提供基本
营养的同时，每顿饭和每一天的热量摄取量及食物的类型都要保持恒
定——这在前面已经提到过。他们的想法是，如果你早餐没有吃含有碳
水化合物的食物，下午却吃了很多，那么你的血糖波动幅度就会过大。
同样，假如你周一吃了很多淀粉类食物，但本周剩下的时间里吃的是低
碳水化合物类食物，那么你的血糖一定会忽高忽低，并且你的药物将无
法适配这混乱的饮食节奏。

依照美国糖尿病协会的饮食设计理念，你必须先去找一位拥有证书
的营养师，他会拟订一项为你量身打造的计划，依据你对降低体重、降
低胆固醇的需求程度，以及用药状况，来设计正餐和点心等不同的食物
类型及其分量。

在这项计划中，你可以利用食物代换表来选择食物。也就是说，假

如营养师规定早餐要吃某分量的淀粉类食物，你可以根据食物代换表来决定要吃哪一种淀粉类食物，可以是 1/4 片的贝果（一种圆形的面包）、一片葡萄干面包、1/2 杯麦片，或者是表上的其他任何淀粉类食物。同样，假设你的用餐计划要求你吃某一种特定的水果，你的选择范围则涵盖食物代换表中含糖量相仿的水果。

这项计划的确有助于改善大部分人的饮食习惯。

然而，这项计划的成效在个体身上差异很大，有些人体重及血糖都降低了，但也有些人没取得多少效果。从实验研究来看，糖化血红蛋白——控制血糖的指标，下降的幅度约为 0.5%（从 8% 降到 7.5%），有些研究结果比此数值要高一点，有些则更糟。（在第 7 章，你会进一步了解糖化血红蛋白和其他检查数据的意义。）

研究人员和临床医生之前就感叹这项计划成效不彰。在 1993 年的《美国饮食协会期刊》中就发表过这样一篇文章，它回顾、探讨之前所有的研究结果，最后结论为：糖尿病饮食方法不容易被执行，大部分人确实并未严格执行这些方法。

我们研究美国糖尿病协会最新饮食指南，发现它在控制疾病方面的成效也一般。其实这项饮食指南易于理解，而且从某种程度来说，也符合逻辑，可虽然有些人能从中获益，但还是有大部分人觉得无法在每天的生活中落实此方法。

你将从本书学到的饮食计划则完全不同。对许多人来说，它简单但有效。

尽管如此，我们还是建议你向营养师寻求帮助，因为他会指导你如何执行后面几章介绍的饮食计划。带上这本书，你的营养师会教你如何开始并执行本计划。

吸金的药丸 & 买单的患者

你将从这本书里学到的改变饮食的计划是非常有效的。不幸的是，**医学领域大都忽视了营养的力量，导致糖尿病的治疗方式被简化为一系列的处方药。**

别误解我的意思。治疗糖尿病的药物可以挽救生命，可以降低血糖，从长远来看，有助于降低并发症的发生风险，而且如果饮食和生活习惯的转变不起作用，那么放弃用药是很严重的错误。

不过，有些医生和患者却把药物当成唯一的武器，制药公司的广告已经严重影响了医生的诊治，以至于很多临床医生在看病的时候，只是随口讲一讲饮食和运动的重要性，但是这两者的改变往往会带来惊人的效果。

不论翻开哪一本关于糖尿病的医学杂志，都可以看到这种药物的推荐或那种昂贵药物的广告。制药企业甚至还在市场热销的杂志里投放广告，目的就是要鼓励读者去找医生拿处方笺。

如果你有机会翻阅医生办公室里那些堆积如山的邮件，将会看到很多有关医疗课程、专题研讨会，以及在线教育的信息，这些研讨会和课程的费用都是由宣传其产品的制药公司支付的。这些制药公司以提供丰盛的晚餐为由，吸引医生去参加那些专门介绍它们药品用途的会议。很多医生即使不想参加这些会议，也必须去参加一些医疗课程，才能维持与医院或大学之间的关系，这种情况就会导致制药公司垄断医学教育市场。

在美国糖尿病协会举办的年度会议之中，药厂阵营来势汹汹。他们花费数十万美元搭建了大型的展示厅，并配备了一大批销售人员，还准备了各种礼品、食物、音乐娱乐节目，这些全都是为了吸引、讨好参会的医生。

而这些花费全部得由药品的主要消费者——糖尿病患者来买单。一个普通糖尿病药丸里面真正的药物活性成分，其成本往往只需几美分，但由于药企的促销费用及不断努力寻找另一种可以占据更多市场份额的药物所需的费用，导致其零售价格水涨船高。

糖尿病的市场并不仅仅限于药品，还有血糖测试设备。虽然血糖测试仪并不算太贵，但是制造商对其配套用品却收取了一大笔费用，就像剃须产品公司免费赠送刮胡刀，而刀片却卖得很贵。

举例来说，适用于一般血糖仪的试纸，1片要价约1美元，而患者1天就需使用1～8片。如果把医生门诊费、检验费、药费和血糖检测设备的费用全加起来，糖尿病就会变成花费极其高昂的疾病。

我由衷希望，随着大众对饮食和生活习惯的逐渐重视，大众会意识到可以减少在糖尿病治疗方面的费用投入。

同时，我们也应该重点关注如何运用营养学的新知识来治疗疾病。也就是说，我们要鼓励医生多重视饮食，而非药物；我们也要推动保险从业者去补助患者及其家属的饮食咨询费用；我们还要传授患者营养学的知识，以预防他们的孩子患1型糖尿病；我们更要和学校合作，供应健康的餐点，这样才能避免孩子们走上患过重糖尿病的道路——现在许多学生的情况正是如此。

说真的，这些措施和就医比起来，更能有效地控制所谓的"富贵病"，而且在一开始就能大幅度减少患者对药品的依赖。

每一位糖尿病患者都具备独特的疗愈力，恢复健康的能力也不同，而且从我们的研究看来，年龄、体重和其他任何因素都无法阻碍你的病情得到改善。

在本章之后，我将详细阐述我认为迄今治疗糖尿病最有效的饮食计划。

② 逆转 2 型糖尿病

清除卡在细胞、阻碍胰岛素通过的脂肪

> 如果年轻的时候就在为细胞囤积脂肪，就如同是在为糖尿病铺路。

值得一提的是，我的研究表明我们可以成功逆转糖尿病、降低血糖、减少用药，以及避免并发症的发生风险。本章会告诉你如何靠简单地改变饮食来执行这项计划。我也将分享一些关于 2 型糖尿病病因的惊人发现——**研究指出，人体细胞内部的转变才是造成糖尿病的原因，而我们可以在疾病发生前就检测到这些细胞的变化。**有证据表明，更健康的饮食会对你的细胞机制产生巨大的影响，详阅本章后你就会明白了。

所有医生和营养师都认识到，如果你患有糖尿病，你的身体就不能有效地处理血糖，也就是说，血液里的糖分含量会过高。研究人员很早就发现，假如血液里的糖分含量一直居高不下，随着年龄的增加，就有可能导致许多健康问题。

为了降低血糖，多数医学专家可能会给你开一份含糖量极低的饮食处方，他们也会要求你少吃淀粉类食物，例如面包、马铃薯、米饭和面

食，因为淀粉在消化道里会被分解成糖分（即葡萄糖）。

这似乎很有道理，假如你的身体不能处理糖分，就必须小心，不要吃过多糖分，以及任何会被分解成糖分的东西。你的医疗团队也会建议你每天摄取等量的淀粉，并将每日总淀粉量分三餐均衡摄取，这样长期摄取量才会稳定。糖尿病的饮食方法也会因大量减少卡路里的摄入而帮助你减重，并通过减少脂肪来降低心脏病和其他并发症的发生风险。简而言之，这些就是典型的"传统"糖尿病饮食内容。

这些做法都符合逻辑，对有些人来说帮助也很大。但问题在于，对大多数人而言，这种改变饮食的方法取得的效果并不明显，大部分人的体重只能轻微下降，而且仅靠改变饮食，通常不足以控制住血糖。

不久，医生很可能会认为改变饮食对你并没有太大帮助，于是给你开各式各样的药物。你可能需要一种、两种，甚至三种口服药物，最后，医生可能会考虑加入胰岛素注射。此外，很多糖尿病患者同时伴有高血压和高胆固醇血症，医生也会添加相应药物来处理这些问题。这样看来，这种饮食法不但没有为你减少或避免用药，反而像是一块通往无尽用药道路上的垫脚石。

我们在仔细调查全世界糖尿病的发病率后，发现了更好的治疗糖尿病的方法。大型的人口研究结果表明，糖尿病在日本、泰国和其他亚洲国家，是很少见的疾病；在非洲一些地区，糖尿病也一样少见。

这些研究也表明了另一项事实：在这些少见糖尿病的国家，人们并未遵循所谓的糖尿病饮食法。他们并未避免摄取碳水化合物，而且每天都吃淀粉类食物——在亚洲和非洲，大米和其他谷物及淀粉类蔬菜，都是每日的主食。

事实上，研究人员发现，这些国家的人吃的碳水化合物比北美洲和欧洲人要高出很多，但糖尿病发病率却相对较低。体重问题也是一样的情况。30% 以上的美国成年人患有肥胖症，采取传统日式饮食方式的日本人当中，肥胖症患者不到 1%，而且他们也很少患有心脏病和各种癌症。日本人也比北美洲或欧洲人长寿。

然而，这个好现象在日本人移民到温哥华、西雅图、芝加哥、亚特兰大或华盛顿哥伦比亚特区后就消失了。对一个日本成年人来说，搬到北美洲后患糖尿病的风险会急速增加，心脏病、肥胖症和其他问题也变得更常出现。

现在，如果你开始担心我要求你采取传统日式饮食方式，请放轻松，这虽然不是个坏主意，但这不是本书的主旨。我提到国家之间的饮食和发病的关系，只是要说明一个重要的问题：碳水化合物并不会导致糖尿病。将碳水化合物排除在饮食之外的饮食也并不是控制疾病的有效方法，更不能逆转病情。如果一定要说碳水化合物和糖尿病有什么关联，我们认为**健康的碳水化合物反而能帮助我们预防糖尿病。**

仔细想想，当一个亚洲人改用西方饮食方式的时候，会发生什么样的转变：他会改吃汉堡、炸鸡、奶酪和其他西方食物，而富含碳水化合物的米饭、面点和其他淀粉类食物却逐渐被遗忘；其饮食不但变得更油腻，而且蛋白质含量高出原来许多。

令人遗憾的是，这正是目前发生的情况；更糟糕的是，亚洲人现在根本不用移民也能采取西方饮食方式。麦当劳已经主动"送上门来"，汉堡王、肯德基及其他西方食物也大规模占据亚洲市场，肉类、奶酪和其他油腻的食物正逐渐取代米饭和蔬菜。

随着日式饮食逐渐西化，日本糖尿病的发病率也在暴增。一项针对 40 岁以上日本成年男性的研究表明，1980 年以前，糖尿病发病率为 1% ～ 5%；到了 1990 年，糖尿病发病率为 11% ～ 12%。统计显示这个数据有升高的趋势。最后大家才大吃一惊，原来许多日本人身上都有导致糖尿病发生的基因，但是只要他们谨遵以米饭为主的传统日式饮食方式，这种疾病基本上就能得到控制。

导致糖尿病发生的基因就好像埋在干燥土壤里的种子，已经进入休眠的状态，一旦米饭不再流行，西方饮食习惯盛行，这些基因特征便开始显露。

因此，吃大量碳水化合物的亚洲人和非洲人很少患糖尿病，而当碳水化合物被排除在饮食之外时，这种疾病的发病率就越来越高。根据这个现象，研究人员只能得出以下结论：高碳水化合物的饮食并不是糖尿病的病因。事实上，罪魁祸首似乎潜藏在西方饮食里。

于是，一个无法回避的事实是，**诱发糖尿病的病因不是碳水化合物（糖分和淀粉），而是身体如何处理这些碳水化合物。**如果我们可以成功修复身体吸收和使用碳水化合物的能力，那么我们不仅可以放心享用富含碳水化合物的食物，而且糖尿病病情应该也会得到改善，甚至不药而愈。

接下来，检视一下你的身体，就可以说明我的理论。

被"口香糖粘住的锁"

胰腺是你的腹部器官之一，它负责分泌胰岛素，你现在已经知道胰岛素是一种激素。胰腺将它送入你的血液，并运送到身体的各种细胞中。胰岛素像是插入锁孔的钥匙，它会附着在细胞表面的接收器上，并催促细胞膜准许葡萄糖进入细胞。胰岛素在无数的细胞中执行同样的任务，它附着在细胞的表层，开启大门，然后让葡萄糖进入细胞。

但在 2 型糖尿病患者身上，这套系统无法正常运作。胰腺分泌胰岛

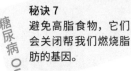
素，胰岛素也到达每个细胞"门口"，却打不开细胞的"大门"。就好像锁被卡住了，钥匙失灵了——这就是胰岛素抵抗。没错，胰岛素这把"钥匙"还在，但却无用武之地。葡萄糖无法进入细胞，因此就堆积在血液里。

想象普通门锁的工作原理：如果有人把口香糖粘到锁眼里会怎样？钥匙没坏，锁本身也没问题，只是现在锁眼被粘满了口香糖。为了让门锁正常工作，我们要先把口香糖清理干净。

这项新的糖尿病治疗方法，其理论基础就在于清洁你生理上的"门锁"。我们的目标是帮助你的胰岛素继续发挥其作为"钥匙"的作用。

最新的糖尿病饮食法

早在 20 世纪初期，研究人员就已经尝试通过调整饮食，来提高胰岛素敏感性。这么多年以来，许多像我一样的人都受到这样一个事实的启发：在亚洲或非洲，人们常吃的食物在某种程度上有助于预防糖尿病。

肯塔基大学的研究

1979 年，肯塔基大学的调查人员研究了 20 位 2 型糖尿病的男性患者，之前他们每天都需注射 26 个单位的胰岛素。实验中的饮食包含许多种蔬菜、水果、全谷物和豆类，因此纤维素和碳水化合物含量极高。饮食几乎是素食，只包含极少的动物性脂肪，实际上各式脂肪含量都极少。

在该饮食计划实施 16 天后，半数以上的男性患者可以完全停止使用胰岛素，而且在不使用胰岛素的情况下，血糖值却比以前更低；其余的男性患者则可以大幅降低胰岛素的注射量。这个计划的成效快速又惊人，但缺点是研究时间短，且参与者在实验期间要住在研究病房中。目前还不清楚，独立生活的人是否会出现类似的结果，以及这种情况是否能长期持续。

加利福尼亚大学洛杉矶分校的实验

加利福尼亚大学洛杉矶分校进行的一项实验中，197位男性糖尿病患者加入为期3周的改变饮食和运动计划，他们也得到几乎一样的结果。在这些参与者当中，有140位能够完全停药，改善的情况实在是又快又有效。不过，在我们看来，这项研究有个小缺陷，那就是没有把饮食和运动的功效分开。

当然，饮食和运动两者都很重要，但我们若要找出最佳的糖尿病饮食法，就必须在测试改变饮食所取得的效果时，控制其他因素不产生变化。

不忌碳水化合物的低脂饮食试验

许多年以前，我的研究小组开始了一系列的研究，想探索仅改变饮食会产生什么效果。我们测试的饮食法完全不限制碳水化合物。当时我们认为，如果能做到这一点，或许就可以破除"门锁"被卡住的机制，进而打开细胞的"大门"。

我们从一个小型的试点研究开始，我在序言中简要提到过。当大部分的参与者看到菜单里有米饭、意大利面、地瓜和豆类时，都十分吃惊，他们感到惊讶的是竟然不用限制碳水化合物的摄入量。不论他们患糖尿病的时间有多长，也不管他们对重拾碳水化合物有多么紧张，我们对碳水化合

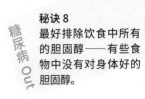
物的摄入量仍不设限。此外，食物分量也没有限制。尽管大部分参与者体重都超重，我们也并未要求他们限制食量或减少食物热量。

我们主要关注脂肪，目标在于清除参与者饮食中的油脂。因此，他们的早餐要选择传统的燕麦粥或半个哈密瓜，全麦面包也可以，而不是培根和鸡蛋；如果中午吃墨西哥式辣味炖品，那就必须是素的；如果要吃意大利面，那就要用番茄口味的素酱料，不可用肉酱。在实验期间，参与者要完全摒弃动物性食物并坚持纯素饮食。

不用说也知道，假如饮食中没有动物性食物，也就不会有一点动物性脂肪。我们也尽可能地少用植物油，而且为了区分不同饮食的效果，我们要求参与者不改变他们平时的运动量。要注意的是，运动是健康生活的一部分，一般情况下，我们都十分鼓励患者加强运动，但出于科学方面的考虑，这是一项单独针对饮食的研究，运动并不是计划的一部分。

研究结束后，每个人都称了称体重，在短短的 12 周内，参与者的体重平均减轻了 7.2 千克，他们的空腹血糖值降低了 28%；2/3 原本需要服用糖尿病药物的参与者，能够在这么短的时间内，降低药物剂量或终止服药。这都是在未限制卡路里或碳水化合物摄入，也未特别运动的情况下所得到的结果。实验组的效果明显好于严格遵守美国糖尿病协会饮食指南的控制组。

这个结果令人吃惊。但为什么会这样呢？为什么**这样的一份菜单，不但包含意大利面、米饭和糖尿病患者以为不能吃的其他食物，还不限制热量，并且不用特别运动，竟然能够使血糖急速下降，且又能轻易地减重呢？**

又一次惊人发现

为了回答这个问题，我们设计了另一项研究，研究对象包括一组中度到重度肥胖但未患糖尿病的女性。我们再次把目标锁定在动物性脂肪和植物油上。参与者要完全摒弃动物性食物，并把植物油的摄取量降到最低，不同的是这回她们按照自己的方式自由执行这项计划，可以选择在家用餐或是在外用餐，所以这是一个很好的测试，观察饮食在现实生活中是如何起作用的。

对有些人来说，在外用餐或许意味着吃俄式蘑菇配清蒸蔬菜，又或许是吃蔬菜寿司加味噌汤和沙拉。只要参与者不吃动物性食物并把植物油的摄取量降到最低，她们就可以按照自己的喜好自由搭配饮食。

为了进行比较，我们加入了对照组。其成员遵循的是典型的降胆固醇饮食法。这种饮食法减少红肉的摄取，但强调鸡肉、鱼类，以及许多蔬菜、水果和全谷类的摄取。

实验结果令人印象深刻：素食组平均一周减轻 0.45 千克，14 周共减轻了 5.9 千克；对照组则减轻了 3.6 千克。

柏纳德医生小提醒　意外的好处——燃烧更多热量！

这项研究也呈现出另一个值得一提的现象。在乔治·华盛顿大学，我们测试了参与者的新陈代谢率，也就是身体燃烧热量的速度。测量方法如下：参与者在食用测试餐（两罐标准液体配方）后，我们测量他们每分钟的氧气吸收量和二氧化碳制造量。

在 14 周实验饮食结束后，我们很清楚地看到，他们餐后热量燃烧速度变快，增加了 16%。

发生了什么？原来这项饮食计划让细胞对胰岛素变得较为敏感，所

以它们吸收营养的速度变快了。葡萄糖得以从血液
进入细胞，并在里面作为"燃料"被燃烧。燃烧产
生的热量会以体热的形式被释放，而非囤积成体脂肪。
科学家称之为食物的产热作用，同时还有一点瘦身的作用。

实验进行到此，这种饮食计划会有助于减重，早已不足为奇了，但
我们做了更进一步的研究。我们在实验室为参与者做了葡萄糖耐量测
试，以便测量他们身体对糖分的反应能力，以及身体中胰岛素的运作能
力。每一位参与者都喝下一定剂量的糖浆，之后我们每半小时采集一次
血样，测量血糖和胰岛素的升高情况。根据血液生化检查数值，我们能
够预估出每一位女性的胰岛素敏感性，并追踪实验进行过程中胰岛素敏
感性的变化。

结果十分显著，数值显现出参与者身体上的改变，根据血液生化检
查数值，我们很清楚地看到，她们身体的细胞对胰岛素越来越敏感。14
周结束后，她们的胰岛素敏感性提高了 24%。换句话说，这项饮食计
划拥有足以激发天然胰岛素为葡萄糖打开细胞"大门"的力量。可想而
知，这项饮食计划正在解决 2 型糖尿病患者的根本问题，也就是说，它
帮助葡萄糖进入该去的地方。

根据这些调查和其他研究结果，美国国立卫生研究院决定赞助一项
新的研究。此计划由我们和乔治·华盛顿大学医学院、多伦多大学，以
及于 1985 年创立的非营利组织"美国责任医师协会"的营养师和医生共
同执行。

这项研究的对象包括 99 位 2 型糖尿病患者，在为期 22 周的时间
里，其中 49 位参与者采取类似先前我们测试过的饮食法，即坚持纯素

饮食，其菜单中完全不含任何动物性食物，且脂肪含量很低。

除此之外，虽然我们完全不限制碳水化合物的摄取量，但鼓励参与者谨慎选择碳水化合物的类型——若是面包类，我们鼓励他们选用黑麦面包，或未精制的德式裸麦面包，而非精制的白面包；若是薯类，我们鼓励他们选择山药和地瓜，而非马铃薯。其余 50 位参与者，则遵守美国糖尿病协会的饮食指南。当然，我们再一次限制了运动量。

饮食使他们的细胞对胰岛素更加敏感，因此细胞能够更快地吸收营养。葡萄糖从血液中排出，进入细胞，于是细胞中更多的葡萄糖就被燃烧掉了。紧接着这些热量以体热的形式释放出来，而不是以脂肪的形式储存起来。科学家把这称为食物的产热作用，它为减肥提供了一点额外的优势。

在接下来的数周，许多参与者的血糖降到了需要减药的程度。这个结果虽然很棒，但并非我们的目标。事实上，我们试图尽可能保持参与者的药量不变，以便能够独立研究饮食对血糖的影响。然而，饮食和降血糖药物的组合效果实在太强大了，以至于许多参与者为了避免血糖过低，"被迫"减药，甚至完全停药。

为了真实衡量饮食的效果，我们研究那些并未减药的参与者，并分析饮食如何改变糖化血红蛋白值——控制血糖的主要指标。

美国糖尿病协会的饮食指南将参与者的糖化血红蛋白值降低了0.4%，这是一个正向的变化，但纯素饮食法却比美国糖尿病协会的饮食指南有效 3 倍。纯素饮食将糖化血红蛋白值降低了 1.2%（为期 22 周的研究，平均数值从 8% 降低至 6.8%），这比典型的药物治疗更为有效。一个大型的研究实验表明，一般的糖尿病药物，例如格华止（Glucophage，其成分为二甲双胍），能使糖化血红蛋白值降低 0.6%。此外，纯素饮食法也被证实能够有效降低体重和血胆固醇。

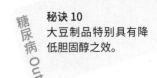
让我们看看糖化血红蛋白这项数值改变的意义：

一项划世纪的"英国前瞻性糖尿病研究"调查表明，如果 2 型糖尿病患者的糖化血红蛋白数值降低 1 个点，眼睛和肾脏的并发症风险则可以降低约 37%。糖化血红蛋白这一单一因素的改变就能产生这样的效果，而改变饮食其实还同时降低了血胆固醇值和血压值，但这两者对眼睛和肾脏的助益，还未和糖化血红蛋白一并考量。

在第 3 章里面，我会指导你如何测试本饮食计划对你的帮助。现在，让我们先仔细看看这项饮食计划背后的科学原理。

通往完美的饮食

戒掉动物性食物并把植物油摄取量降到最低，这听起来好像很有挑战性，但我们的参与者却说完全不是那么一回事。华特说："我觉得很惊讶，做这样的饮食调整竟这么简单，而且感觉很棒，才 2 个月就减了 9 千克。我最惊讶的是，平均血糖值降低了 30% ～ 40%！"

对马克而言，这是一个新的改变："我尝试新餐厅、新食谱和以前从来没吃过的食物。我的主要目标是减重，到现在已经足足减了 13.6 千克。刚开始的时候，我的空腹血糖值在 14.4 ～ 20 毫摩尔 / 升之间，结果这项数据降低的速度像石头掉下来一样快，现在在 7.2 ～ 7.5 毫摩尔 / 升之间，而且我在下午也不像以前那样容易感到疲倦了。"

南希深表赞同，她在 30 天内就完全适应了这个饮食计划。她说："改变饮食过后的 5 个月内，我的血糖值就降到必须停药的程度。现在我不但感到精力充沛，而且神清气爽。"

我会一步步地带领你认识这个饮食计划。这个饮食计划对健康很有益，绝对毋庸置疑，但它的益处绝不止于控制血糖。

1990 年，一位年轻的哈佛医学博士迪恩·欧尼胥（Dean Ornish），发现了低脂素食饮食的一个明显特点。他针对心脏病患者做了一项研究，让患者也遵循此饮食计划，并在实验中加入有益健康的生活方式，包括定期锻炼、调整压力和戒烟。因为这个饮食计划不含动物性食物，所以低脂且零胆固醇。

一年后，每位患者都拍一种特殊的血管造影 X 线片，迪恩·欧尼胥团队把照片拿来和实验前的造影做比较，对比结果创造了医学历史——多年的因不良饮食导致的冠状动脉阻塞，现在竟然开始疏通了；实验一年后，血管的这种改变在 82% 的患者身上都显而易见。完全不需要手术或药物（包括降胆固醇的药物），就有这样的效果。

其他研究人员则提出，相同的饮食改变也能够降低血压。我们很清楚地看到，戒掉动物性脂肪能降低血液的浓稠度。也就是说，血液变得不像油脂，反而比较像水，所以它可以在动脉里畅通无阻，进而降低血压。血压变低是因为蔬菜和水果里所含的钾起了作用。

素食主义者的体型也比较苗条。一般人若是采用素食饮食法，则可以降低 10% 的体重。

这些改变其实在一般人身上就很有效，但若你患有糖尿病，这些改变甚至能挽救生命。正如第 1 章所述，这是因为**持续的高血糖会损害心脏、眼睛、肾脏和四肢的血管。大部分糖尿病患者，或许我们应该说，没有进行饮食改变的人，他们的头号死因是心脏病变。**一项足以扭转这个现象的饮食计划，能够降低血压并减轻体重，这对所有的糖尿病患者来说都是强效药，不管你是属于 1 型糖尿病或是 2 型糖尿病。

假如你的眼睛因为糖尿病而受损，眼科医生会用激光来小心修补你那脆弱的视网膜，但要是在一开始就能帮助眼睛免受损害，你会如何选择呢？一项改变饮食的计划，若是能控制好血糖，降低血压并且使血管年轻化，将为你眼睛的血管带来一个喘息的空间。

这项改变饮食的计划也会降低需要透析的概率，因为肾脏小过滤器（译注：肾脏过滤血液污染物质的小单位）的微血管得到了休息的机会。当然这项改变饮食的计划对心脏的作用亦是非常强大。请不要误会，我并非建议你只单纯依靠改变饮食，而放弃药物治疗。但是这项改变饮食的计划假如能够持之以恒，并且趁早开始实行，那么将能够彻底改善你的健康状况，大幅降低并发症的发生风险，甚至在某种程度上避免这些并发症。

脂肪把细胞"卡"死了

在讨论 2 型糖尿病时，我将患者身体的细胞的状况描述为被口香糖粘住的锁。研究表明，这种比喻非常贴切。细胞内堆积的某种物质阻碍了胰岛素发挥作用，这种物质并非口香糖，而是脂肪。

在 2004 年 2 月 12 日发行的《新英格兰医学杂志》中，耶鲁大学的研究员提出一项惊人的发现。他们调查那些父母或祖父母患有糖尿病的年轻人——这些人都很清瘦、健康，而且当时都没有患糖尿病，但其中有人已经产生胰岛素抵抗，当他们在喝下一剂葡萄糖浆后，血液中出现了过量累积的糖分。

细胞内脂质干涉胰岛素发挥作用

在正常情况下，胰岛素会附着在细胞表面的接收器上，并且指示细胞膜让葡萄糖进入。然而，如果脂肪囤积在细胞里（也叫细胞内脂质），它就会阻碍胰岛素指令细胞传送内部信息。另外，被称作线粒体的小型细胞器负责燃烧脂肪，若是它们燃烧脂肪的速度赶不上脂肪累积的速度，就有可能造成 2 型糖尿病。有证据表明，改变饮食可以降低细胞内的脂肪量。

研究员找出了原因：他们的肌肉细胞内部有微量的脂肪，这些脂肪会干扰胰岛素发挥作用。即使他们身体仍然能够正常分泌胰岛素，胰岛素也能够到达细胞，但是一到了细胞"门口"，胰岛素就会失灵。肌肉细胞无法对胰岛素作出反应，这是因为细胞内部有脂肪碎粒，脂肪碎粒就如同粘住锁眼的口香糖，即使有钥匙也打不开门。

　　脂肪是如何进入细胞里的呢？一般来说，肌肉细胞含有少量的脂肪，被用作身体活动的能量来源，但其含量通常极少，一般在运动量特别大，细胞需要多一点能量的时候，这些脂肪才发挥作用。在这些年轻人身上，由于某种原因，细胞内脂肪的累积量已经超出正常范围，比其他年轻人高出 80%，过量累积的脂肪就把细胞"大门"的"锁眼"堵住了，也就是脂肪干扰了细胞对胰岛素的反应能力。这种现象意味着他们将来很可能会得糖尿病，除非身体发生某种重大的转变。

　　我必须强调一点：**细胞内部的脂肪和腰部的脂肪不一样。即使你的身材消瘦，你的肌肉细胞内还是有可能囤积脂肪。**参与耶鲁大学研究的对象都不胖，平均体重约 64 千克，他们都是年轻且健康的人。但是，正如同年轻时吸烟会导致数十年后得癌症那样，年轻的时候若在细胞内囤积脂肪，那等于是在为糖尿病铺路。

　　到目前为止，糖尿病患者的饮食设计，都治标不治本。由于你的细胞无法处理葡萄糖，也就是说，胰岛素无法发挥作用让葡萄糖进入细胞，所以你的饮食必须限制摄取碳水化合物和含有碳水化合物的食物，因为碳水化合物在消化过程中也会释放出糖分。也许我们应该换个角度思考：是否可以通过改变饮食来消除细胞内的脂肪囤积现象，进而逆转日渐严重的胰岛素抵抗问题？

　　我相信这是我们能够完成的目标，而且假如你能够执行本书介绍的改变饮食的计划，也会达到相同的目的。但是首先让我们再更仔细地观

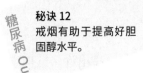

察细胞内部。

燃烧脂肪的"火炉"

堆积在肌肉细胞里的微量脂肪有一个专有名词，科学家称之为"肌肉细胞内脂质"。正如你所看到的，这些微量的脂肪在确诊糖尿病之前就已经开始囤积了。

让我们更进一步地来看看这些脂肪是如何堆积的。你身体的细胞有微小的"火炉"或"燃脂机"，它们的任务是分解脂肪碎粒并将其转换为能量。如果所有的机制都正常运作，那么当脂肪进入细胞后，这些"火炉"就会消耗掉脂肪。这些"火炉"叫线粒体，它们负责把脂肪或其他燃料转换成用来运作细胞的能量。如果你一直持续累积脂肪，这就表示你的"火炉"，也就是线粒体，已经开始无法胜任它的工作。

对于 2 型糖尿病患者，问题似乎出在线粒体数量过少，也就是 2 型糖尿病患者的线粒体数量不够燃烧脂肪所需。但如果他们细胞里这些"火炉"的数量变多，情况就可以得到改善。

令我们感到惊讶的是，你所拥有的线粒体数量很可能是由你吃过的食物种类来决定的。

关闭瘦身的基因

美国路易斯安那州立大学的彭宁顿生物医学研究中心对 10 位年轻人进行了研究。这 10 位年轻人的平均年龄只有 23 岁，体重都在标准范围内，平均 79 千克，而且都很健康。研究人员要他们采取一种脂肪占总热量一半的高脂饮食法，这样的脂肪量比很多人平时所摄入的脂肪量高出许多，但这和很多人平时的实际饮食脂肪量相差不大。

这 10 位参与者采取这种饮食法才 3 天，就已经累积了相当数量的肌肉细胞内脂质，所以我们从这项研究中学到的第一件事是：通过你所吃的食物，你可以惊人且快速地将脂肪注入细胞。

接下来研究员测试了制造线粒体的基因。我们细胞内有很多制造骨骼、激素、皮肤、头发和其他身体结构的基因，也有负责制造线粒体的基因。研究结果表明，这些参与者**吃进的高脂食物不单只是把脂肪堆积在细胞里而已，实际上它们还关闭了可以帮助我们燃烧脂肪的基因。**事实上，部分制造线粒体的基因作用机制已经被解除了。这种情形就好比这些参与者的身体正努力避免吃进去的脂肪被燃烧，这样才能把这些脂肪储存在细胞内以方便将来使用。

想想这个现象的含义：你吃进高脂食物，结果脂肪碎粒在肌肉细胞内累积，这些脂肪干扰了细胞的正常运作，包括它们对胰岛素的反应能力。如果胰岛素无法正常运作，葡萄糖便无法进入细胞，转而累积在血液里。你的身体需要线粒体来燃烧累积的脂肪，而这些高脂食物似乎关闭了可以帮助你制造线粒体的基因。当你吃进高脂食物后，线粒体消耗脂肪的能力便降低了。

现在让我来推测这些现象发生的原因。

早在现代快餐和便利商店收到他们第一批奶酪和油炸的货品之前，你体内的化学结构在数千年以前就已经慢慢成形。我们的人类祖先并没有在树上找到高脂食物——至少在大部分的树上都找不到。当他们难得吃到一次高脂食物（如肉类、蛋类、坚果或牛油果），他们的身体很可能在努力储存来自这些食物的脂肪，这样在缺乏食物时，身体就可以燃烧这些脂肪来为肌肉提供能量。因此，如果肌肉细胞中突然涌入的脂肪发出信号，让它们关闭燃烧脂肪的线粒体基因，并将脂肪储存起来以备将来之需，看来是再自然不过了。

当然这是我们现在最不想遇到的情形，我们希望激活线粒体——开启燃烧脂肪的"火炉"的基因。

你能摆脱这些脂肪吗？假设你不再吃高脂食物了，肌肉细胞内脂质会消失吗？

让我分享一个惊人的实验结果。在意大利罗马的天主教大学，8 位患者接受了胃绕道手术。在治疗重度肥胖症方面，此手术通常只在无药可治时才会施行。此手术过程如下：首先胃被缝合成一个鸡蛋大小的小囊袋来接收食物，然后小肠被切成两段，上段完全无用，下段则连接小胃囊。在这种情况下，患者吃不了大量的食物，而且不管吃进了什么食物，也只剩很少的小肠来吸收营养。

手术过后，患者就已经陷入饥饿的状态，他们每一餐都吃不了多少食物，而且无法好好吸收所有吃进去的脂肪，因为吸收脂肪的小肠的第一部分不再与胃相连。

这些患者的体重都减轻了，在术后 6 个月内患者的体重平均从 137 千克降到 104 千克，在这样极端的手术后，这是很常见的现象。真正令人注意的是这种手术对细胞的影响——他们肌肉细胞里的脂肪，也就是所谓的肌肉细胞内层脂质，竟然减少了 87%，而且虽然他们仍然过重，但细胞对胰岛素的抵抗现象基本上已经消失了。

我并非在建议你去做这个手术，我提出这些研究发现，只是要阐述一个重要的观点：细胞内的脂肪含量并不是恒定不变的。假如脂肪不再涌入，细胞内的脂肪就会慢慢消散，当这种情况发生时，细胞就会开始恢复正常功能。

手术是一个极端的解决办法，但意大利的研究员也做了另一项研究，他们测试不做手术，只采用低卡路里饮食法能否消除肌肉细胞内脂质——答案是肯定的。连续 6 个月采用 1200 卡路里饮食法之后，患者体重平均减轻了 13.6 千克，而且消除了细胞内 8% 的脂肪。

这个结果之所以没有像手术那么夸张，是因为这种饮食法只是限制卡路里，并未强调要特别摄取某些类型的食物，而我们的饮食计划的重点正是强调挑选食物类型的重要性。下一步就是要强化这份饮食菜单，让我们不用承担手术的风险，就能得到类似手术的功效。

让我们再更进一步探讨。位于伦敦的帝国理工学院的研究人员调查了一组采用纯素饮食法的人，他们将这些参与者和其他年纪和体重相仿但未采取纯素饮食法的人进行比对。当研究员测量每个参与者的小腿肌肉细胞内脂质时，发现纯素食者的肌肉细胞内脂质含量比杂食者少了 31%——纯素饮食法似乎能够避免细胞内堆积过多脂肪。

这些研究非常清楚地表明，**肌肉细胞内脂质的累积和它所引发的问题并非纯粹是由基因造成的。**基因虽然发挥了作用，但饮食却是关键，改变饮食可以大大减少细胞内脂肪的累积现象。在本书第 2 部分的内容中，你将学会如何用最有效的方法选择食物，来解决这个问题。

③ 1型糖尿病有救了

避免摄入乳制品是关键

> 对许多儿童来说，防止患上1型糖尿病的方法之一，就是避免在出生后的几年里食用牛奶。

假如你患有1型糖尿病，那么本书或许能救你一命。你一定听过1型糖尿病会提高心脏病变和其他并发症的发生风险，但当你有能力控制病情时，所有的风险都随之大幅降低。

研究表明，你对糖尿病的并发症并非毫无办法，事实上，有很多方法可以保护自己。

糖尿病控制及并发症实验研究，是采用药物疗法来控制糖尿病，其中包括1441位1型糖尿病患者。有些参与者一天使用1～2次胰岛素，也就是1型糖尿病传统疗法；其他参与者则采取较密集的疗程，一天使用3～4次胰岛素，包括注射或使用胰岛素泵，而且每天都密集测量血糖值，并依据数值调整胰岛素剂量。

经过17年的随访，发现后者额外做的努力竟有相当好的效果，由于他们仔细追踪血糖和调整胰岛素剂量，心脏病变发病率降低了50%。

除此之外，虽然糖尿病患者会有眼部病变风险，但与传统药物治疗相比，精确的血糖控制能降低 76% 眼部病变的风险；控制血糖还能降低39% 发生肾脏病的风险，以及 60% 神经性病变的风险。

虽然这项研究的治疗方法是药物而非饮食，但却证明了一个关键问题：**许多人认为糖尿病并发症是无法避免的，但事实恰好相反，精确控制血糖会带来极大的帮助。**没错，1 型糖尿病患者的确需要使用胰岛素来实现这个目标，可是饮食和运动却能提供额外的帮助，只是很少有人运用它，而本书重点即是饮食疗法。

另外，我们有必要了解，尽管控制血糖非常重要，但它只是治疗糖尿病的方法之一。你的心脏、肾脏、眼睛或四肢出现问题的风险也取决于你的血压、胆固醇水平和其他因素。现在的目标主要是通过调整饮食来尽可能控制这些病变，并在必要的时候，根据医生的建议，以药物辅助治疗。

最佳饮食预防心血管并发症

1 型糖尿病患者最高的病变风险出现在心脏和血管，如果你不重视自己的病，那么心血管疾病将会在体内潜伏。

事实上，大部分的 1 型糖尿病患者都会出现心血管疾病，但我们现在比以往更了解如何通过改变饮食和生活方式来保护心脏，这些改变并非只有助于糖尿病患者，每个人都将受益无穷。第 4 章和第 5 章将详述饮食的方法和内容，第 12 章和第 13 章则重点讨论并发症。现在让我们看看本饮食计划的 4 个要点。

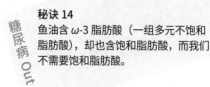
素食饮食

请务必遵守第 4 章所列举的改变饮食步骤，这个方法摒弃胆固醇和动物性脂肪，把一般油脂用量减到最小，并教你远离糖和精制的碳水化合物，改吃健康的复合碳水化合物。

你将会发现，素食饮食有一项特别的优势。更准确地说，应该是纯素饮食，也就是完全不含动物性食物的饮食，才具备此优势——不含膳食胆固醇，膳食胆固醇只存在于动物性食物中。

柏纳德医生小提醒　我们需要膳食胆固醇吗?

我们最好排除饮食中所有的胆固醇——食物中没有所谓的好胆固醇。事实上，来自食物的胆固醇都有可能提高血胆固醇水平。膳食胆固醇和血液检查中的血胆固醇不一样。血胆固醇以多种形式存在，医生把其中两种称为好胆固醇（高密度脂蛋白，HDL）和坏胆固醇（低密度脂蛋白，LDL）。好胆固醇之所以好，是因为它能够将动脉粥样硬化斑块的泡沫细胞转移至肝脏并排出体外。

通常动物性食物中饱和脂肪（坏脂肪）的成分会比较高，这种脂肪会导致身体产生多余的胆固醇，而纯素饮食可以彻底避免这种现象的发生。此饮食计划还有一个很大的优点：所有的蛋白质来源皆为植物性，而非动物性。研究表明，已经出现某种程度肾脏病变的人，若食用动物性蛋白质，肾功能将加速衰退。相反地，健康的豆类、谷类和蔬菜，才是肾脏所需要的。

请详读第 4 章以了解该如何开始使用这项饮食计划。

戒烟

假如你抽烟，现在该是戒烟的时候了；假如你已经戒烟失败过 50 次，现在是第 51 次戒烟的时候了。你不但应该有能力戒烟，而且必须成功，请找医生帮助你戒烟。

定期锻炼

即使是适度的锻炼，像每天散步，都对健康很有帮助。请找医生帮你评估心脏、关节和整体健康状况，来决定你是否可以开始运动。第 11 章将教你如何进行运动。

压力管理

压力不仅会直接影响你的健康，还会提高你的血糖值；此外，压力也会打乱你的正常饮食和干扰睡眠。

控制压力并不意味着放弃生活中的挑战，反而意味着找寻方法充分享受人生，不让压力失控。健康的放松方式有很多，像静坐、瑜伽等，甚至简易的呼吸练习皆可。

第 2 章提到过，迪恩·欧尼胥医生已经证实这 4 个要点——素食饮食、戒烟、定期锻炼和压力管理，可以逆转心脏病，甚至不需服用降胆固醇的药物，这具有极大的益处。医生为了更进一步保护你，也许会为你增加药物。

这些生活方式上的改变，虽然无法完全消除 1 型糖尿病患者对胰岛素的需求，却能帮助你保持健康，并将糖尿病给你的生活所带来的影响减到最小。

牛奶惹的祸

长久以来，我们的努力目标一直局限在设法改善 1 型糖尿病患者的健康状况。

现在请超越这个目标，暂时想象一下，如果我们有办法在一开始就能预防 1 型糖尿病，那该有多好？过去 30 年的研究指出，也许我们的确已经有能力预防 1 型糖尿病。

不是单纯的遗传病

如果你认为 1 型糖尿病是遗传造成的，而且是不可避免的，那么请继续读下去。

针对同卵双胞胎的研究已经推翻了这个旧观念。同卵双胞胎具有相同的基因，所以才有相似甚至相同的容貌特征。假如这种疾病单纯由基因造成，那双胞胎都应该会发病，但 1 型糖尿病的发生机制并非如此。如同我在第 1 章所述，即使是同卵双胞胎，若是其中一位患有 1 型糖尿病，另外一位也患有该病的概率不到40%。

因此，即便这种疾病和基因有关，但我们也很清楚地看到，1 型糖尿病并非单纯是遗传性疾病，一定存在某根导火索，让疾病在幼儿早期的生活环境中就悄悄潜伏了。

多年来，研究人员都知道**1型糖尿病发生的原因在于免疫系统攻击并摧毁胰腺负责分泌胰岛素的细胞。**当然，免疫系统是针对细菌、病毒和癌细胞的"防护网"，它不应该攻击健康的身体组织，但这正是发生在1型糖尿病患者身上的情况。

为了理解为什么会发生这种情况，让我们先对免疫系统有个基础的了解。各司其职的白细胞是免疫系统复杂防护网的重要组成部分，有些白细胞负责吞噬和杀死入侵人体的细菌；有些则负责产生抗体，抗体是种分子，它们会像鱼叉一样，附着在入侵的生物体表面，并指挥免疫细胞予以攻击。

患有1型糖尿病的原因是免疫系统犯了一个重大的错误——它去攻击并摧毁了分泌胰岛素的细胞，因此研究人员称之为自身免疫病。

为什么会这样呢？1992年，加拿大和芬兰的研究人员在《新英格兰医学杂志》发表了一份重要的报告。研究人员从142位刚被诊断出罹患1型糖尿病的幼儿身上采取血液样本，他们检验后发现，每个幼儿身体内都有一些准备攻击牛奶蛋白的抗体。这些抗体是为了婴儿配方牛奶里面的酪蛋白而产生的，但不知为何，这些抗体竟也攻击负责分泌胰岛素的细胞。

现在谜底才终于被揭晓，原来**部分酪蛋白的生物化学构造和产生胰岛素的细胞完全匹配。**本是摧毁酪蛋白的抗体，由于无法辨别这两者，才会去攻击那些产生胰岛素的细胞。结果，胰腺的细胞最终被"战友的炮火"摧毁。

这项研究和其他研究提出了一种导致1型糖尿病的可能性：当一个出生不久的幼儿喝下配方牛奶时，部分牛奶蛋白从消化道渗透到血液中，幼儿的免疫系统将牛奶蛋白视为外来物质，于是产生抗体来攻击它们。不幸的是，这些抗体的攻击对象不只是牛奶蛋白，还包括在胰腺中负责产生胰岛素的细胞。

这种破坏性过程可能是渐进的，当所有产生胰岛素的细胞都消失殆尽时，1 型糖尿病就发作了。研究人员认为，由于成年人的消化道已经发育成熟，因此不会允许牛奶蛋白从小肠壁渗透到血液中，但对于幼儿而言，这些分子很容易渗透。

这项研究指出，对许多儿童来说，防止 1 型糖尿病的方法之一，就是避免在出生后的几年里食用牛奶。不用说，在 20 世纪 90 年代初，父母和儿科医生都对此一无所知，幼儿当时都是喝以牛奶做成的配方牛奶，其实现在的情况也没有变化。

若妈妈未哺育幼儿母乳，总是要选用一种不同的配方牛奶，虽然有些幼儿喝的是用大豆制成的配方牛奶，可能不会患上糖尿病，但目前大部分幼儿喝的是用牛奶做成的配方牛奶。

1992 年，在《新英格兰医学杂志》的报告出炉后，我和知名的儿科医生本杰明·斯波克（Benjamin Spock）举办了一场记者会，与会的还有约翰斯·霍普金斯大学小儿科主任法兰克·奥斯基（Frank Oski）医生，以及其他营养学专家。我们建议，父母有权知道给幼儿喝牛奶的潜在风险。毕竟，当时各方不断灌输父母给幼儿喝牛奶的重要性，但他们却几乎没听说过牛奶可能带来的潜在风险。我们呼吁各界立刻停止推动幼儿食用牛奶的建议实施，父母也有知情权，这样他们才能决定到底要喂幼儿吃什么。

这场记者会引发了不少争议，大部分主流报纸和广播电视频道都有报道。美国医学会严厉批判我们怀疑乳制品的行为，许多研究团队则试图复制这项调查结果，但却没有得到一致的结论，有些团队则无功而返；另外，还有些研究人员指出，要运用特殊的技术才找得到抗体，所以目前抗体仍是难以被找出。

后来，美国儿科学会召集了一个工作小组，专门负责调查这项研究。

两年后，也就是1994年，这个小组发表了一份报告，基于超过90项资料的调查，美国儿科学会认可了我们的研究结果，也就是说，假如幼儿早期未食用牛奶，那么患1型糖尿病的概率的确会减小。最后，美国医学会撤回了他们的反对意见。

虽然本杰明·斯波克医生和我都觉得，已经有充分的证据和理由来警告大众不要太早给幼儿食用乳制品，但争议并未就此结束。要知道牛奶蛋白到底是不是造成1型糖尿病的导火索，只有一个方法，那就是用实验证明这项理论。欧洲的一个团队当时就开始进行这项研究。

震撼的牛奶研究

在一个实验性研究中，芬兰、瑞典和爱沙尼亚的研究人员找到242个患有1型糖尿病风险的新生儿，他们都有一位罹患此病的直系亲属，然后研究人员鼓励妈妈哺喂母乳。当妈妈准备要给新生儿断奶的时候，研究人员要求半数的参与者采用经特殊改造的幼儿配方牛奶，这些配方里的牛奶蛋白已经被分解为单一氨基酸，这种蛋白质分子很小，所以不会刺激免疫系统；其他半数的家庭则采用一般幼儿配方牛奶。研究人员的目的在于判断若是避免摄取未经改造的牛奶蛋白，是否可以降低幼儿患糖尿病的概率。

过了几年，研究人员发现，喝特殊配方牛奶的幼儿产生危险抗体的概率比喝一般配方牛奶的幼儿要低很多——他们分泌针对产生胰岛素的细胞的抗体的风险，足足降低了 62%。

这只能算是一个小型的实验性研究，但调查人员持续追踪幼儿这几年的身体变化，在这几年期间，有几名幼儿相继罹患糖尿病。喝一般配方牛奶的幼儿组中总共有 8 名幼儿患病，而喝特殊配方牛奶的幼儿组中总共有 5 名幼儿患病。

后来调查发现，那 5 名患病的幼儿，其中 2 名一开始就放弃参与研究计划，所以喝特殊配方牛奶的幼儿组，真正患病数应该是 3 人，相较之下，喝一般配方牛奶的幼儿组，患病数为 8 人。这项研究结果表明，牛奶理论上应该就是解开糖尿病谜团的线索之一，但是因为这次调查范围太小，研究人员仍无法就此妄下定论。于是，在 2002 年，他们决定针对 15 个不同国家的家庭，开展一个更大型的研究。

前述第一个小型的实验性研究有一些缺陷。

第一，此研究只禁止新生儿在前几个月里摄取牛奶。

因此，我们无法判断幼儿若是延后至 8 个月或 9 个月大才摄取牛奶，是否也有可能会患病。毕竟大家早已知道，即便是很大的牛奶蛋白，有时候也能够从消化道渗透到血液里，甚至在成人身上也是如此。这项研究并没有说明超过婴儿期后接触牛奶蛋白是否会引发幼儿患 1 型糖尿病。

第二，此研究未禁止哺乳的妈妈喝牛奶。

很多哺乳的妈妈都注意到，婴儿有时候会受到她们（妈妈）吃进去的食物影响。说仔细一点，假如妈妈吃了某种食物，婴儿出现腹绞痛或胃痛，哭闹不休，"犯罪嫌疑人"之一就是乳制品。当哺乳的妈妈避免喝牛奶，婴儿腹绞痛的情况通常会改善，对某些妈妈和婴儿来说，这个信息对他们有极大的帮助。

1991 年，研究人员发现，哺乳的妈妈喝下的牛奶蛋白有一部分会出现在母乳中，这些牛奶蛋白来自妈妈的消化道，经消化渗透到血液中，最后出现在母乳里。因此，为了避免婴儿误食牛奶蛋白，不只婴儿要避免喝牛奶，哺乳的妈妈也不能喝。

这个研究还有最后一个缺陷要特别注意：它并没有将乳制品排除在幼儿的饮食之外。准确说来，它使用的是牛奶蛋白已经被分解的牛奶产品。假如引发糖尿病的并非牛奶蛋白，而是牛奶的其他成分，那么这个研究也无法得到真正的原因。尽管如此，针对幼儿部分饮食内容和糖尿病之间的关联，该研究仍然有助我们进行更深入的了解。

这项研究也让我们更清楚地认识其他引发糖尿病的因素，病毒感染也许是原因之一。

的确，在针对牛奶的研究里，病毒可能会对某些幼儿造成影响。更精确地说，病毒可能会刺激免疫细胞，让它们对牛奶蛋白变得异常敏感；又或许是牛奶蛋白会影响病毒在婴儿身上的感染过程，其理论重点在于：配方牛奶和病毒之间产生了交互作用，而这个过程会使婴儿罹患糖尿病的概率增加。

目前没有人知道关于牛奶和 1 型糖尿病的研究最后会有什么结果。假如理论最后被证实，那么可以避免给婴儿食用牛奶制品，至少在出生后的几个月内不可食用，这样做可以很有效地降低婴儿患 1 型糖尿病的概率。

不用说，**母乳喂养而不是配方牛奶喂养，不会给婴儿带来危险。喝母乳的婴儿具备许多优势，和喝配方牛奶的婴儿比起来，前者的健康状况一般更佳，智商测试结果也更高。**而且若是妈妈饮食中不含任何有害婴儿的食物，母乳喂养就是最健康的哺育方式了。

其他造成糖尿病的危险因子也许还会在研究中被陆续发现。对于已经受到抗体攻击的幼儿，研究人员正在研究干预的方法，试图阻止他们的胰岛素生成细胞被破坏。

保持健康

如果我们能够在一开始就预防糖尿病，那就好像掌握了一个非常强大的工具。对于已经患有 1 型糖尿病的人来说，他们可以采取许多策略来保持健康——控制血糖很重要，稳定胆固醇水平和血压值则能保护心脏和血管。本书的饮食计划虽然是针对 2 型糖尿病患者而设计的，但它也能极大地帮助 1 型糖尿病患者预防并发症和减少胰岛素的使用剂量。

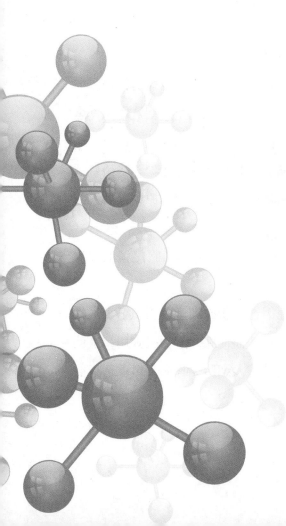

第 2 部分

吃对食物，
远离糖尿病

The Program

4 这样吃效果惊人

3 大原则＋4 步骤，简单控制糖尿病

我们完全不限制食物分量、卡路里或碳水化合物摄入量！
你的焦点要放在"食物选择"上。

我们的目标是设计一个特殊的饮食计划，它必须比以前的饮食法产生更大的功效，而本章所详述的策略正好可以实现这个计划。假如你患有 2 型糖尿病，你不能让胰岛素抵抗情况继续恶化；相反地，你应该要采取制衡的手段。若你患有 1 型糖尿病，你必须控制好血糖、将药量减到最低，并且尽可能保持健康。本章叙述彻底改变菜单的原则，后续章节则教你如何实践。

对 2 型糖尿病患者来说，我们的目标是清除卡在细胞门锁的"口香糖"。

如前所述，患 2 型糖尿病的根本原因在于肌肉细胞内囤积了少量的脂肪，这些脂肪凭借封锁胰岛素信息的传送而使胰岛素失去效用，也就是说，脂肪阻碍了胰岛素"迎接"葡萄糖进入细胞。你必须慎重选择能够逆转此现象的食物。

调整饮食也能帮助你不被糖尿病的并发症缠身，不管是对 1 型糖尿病还是对 2 型糖尿病患者，这都很重要。你将会发现，改变饮食不但对健康影响深远，而且效力无穷。你会和我们的参与者一样感受到本计划是多么易于实践。我们完全不限制食物分量、卡路里或碳水化合物摄入量。你会把注意力集中在你吃的食物种类上，因此你吃多少通常是由你自己控制，但现在讲这些还太早。

3 大原则，逆转糖尿病

让我们先看看是哪些改变让这项饮食计划变得如此有效。在第 5 章，我会引导和帮助你运用各种方式来实践这项计划。

下面 3 大原则能帮助你逆转糖尿病，清除卡在细胞门锁里的"口香糖"，并给堵塞的心脏和血管带来疏通的机会。

1. 排除动物性食物。
2. 把植物油用量减到最小。
3. 选择食用不会使血糖快速上升的食物。

请喘口气，不要恐慌。我知道这听起来好像很困难，但之后我会教你一步步实现计划并理解其原理。现在你只要了解这些原则即可。

原则 1　排除动物性食物

饮食中有两种可能的脂肪来源：动物性食物和植物油。本原则是针对第一种。

假如你不吃牛肉，身体里就不会存在任何牛肉脂肪；若你不吃鸡肉，身体里就不会存在任何鸡肉脂肪。你若想遵照这个饮食计划，就得彻底清除菜单中的动物性脂肪。你进行的这项计划将抛去肉类、乳制品和蛋类。

如第 2 章所述，研究人员在测量高脂饮食者的肌肉细胞内脂质时发现，高脂饮食者吃进的脂肪会迅速增加细胞内的脂肪含量，而那些不吃动物性食物的人，情况却正好相反。你应该还记得，**纯素食者的肌肉细胞内脂质含量比杂食者少了 31%**——较低的肌肉细胞内脂质含量意味着有较好的胰岛素敏感性，摒除动物性食物是一个很好的开始，同时遵守第二项原则会改变得更彻底。

你还会从第一项原则中得到另一项益处。当你不吃动物性食物时，你不但摆脱了动物性脂肪，还消除了饮食中所有的胆固醇，因为动物性食物是饮食中胆固醇的唯一来源。当你的细胞重获健康时，身体其他部位也将重现生机。

你的早餐如果原本是培根加蛋，现在可改成一碗撒上肉桂粉或蓝莓的传统燕麦粥、半个哈密瓜或全麦面包，或许你也可以加一些素香肠或素培根。

午餐方面，若你想吃墨西哥式辣味炖肉，请改吃墨西哥式辣味炖豆子或是丰盛的扁豆汤；若你常吃汉堡，可以改吃素汉堡。如果在意大利餐厅，你可以吃番茄罗勒意大利面；如果在墨西哥餐厅，你要改吃豆泥卷饼（不加奶酪），而非炸玉米卷夹肉；如果在中国餐厅，你可以在各种蔬菜餐点中选择一种，再搭配一碗米饭。

读到这里，你可能会想：意大利面？米饭？我可以吃这些含高碳水化合物的食物吗？答案是肯定的。我知道医生们一再告诉糖尿病患者要限制食用米饭、意大利面和其他淀粉类食物，但请记住，把这些食物当主食的国家里，糖尿病和肥胖症患者反而很少见。这项饮食计划的确限制了碳水化合物，但那些限制是针对食物的类型而非分量。我们的研究发现饮食中富含健康碳水化合物的患者，病情会减轻而非加剧。

鸡肉和鱼肉也不能吃

你可能会问："我可以理解不吃牛肉，但是为什么连鸡肉和鱼肉都不能吃呢？"因为这些食物的营养结构可能会让你大吃一惊，它们的脂肪和胆固醇含量都非常高，而且缺乏人体所需要的纤维和健康的碳水化合物。

鸡油，当然就是来自鸡肉！即使你把皮剥掉只吃白肉，仍有 23% 的热量是来自脂肪，而且大部分脂肪属于坏脂肪，也就是饱和脂肪，那会使胆固醇升高并加重胰岛素抵抗。

鱼的种类有很多，有些鱼肉的脂肪含量比鸡肉少一点，有些鱼肉的脂肪含量则相当高，例如鲑鱼。但是所有鱼类

准备好做改变

在我们最新的研究实验之中，有一半的参与者采用低脂纯素饮食法，另外一半则遵照美国糖尿病协会的饮食指南。因为我们希望测试方式保持客观，所以过程都是由计算机随机指派，参与者和研究人员都不知道谁会采用哪一种饮食法。

尽管如此，我很好奇参与者对这两种饮食法的看法，所以我问他们："如果可以自己决定的话，你们会选择哪一种饮食法？"我当时预测他们会偏好美国糖尿病协会的方法，毕竟大部分的糖尿病患者都比较熟悉这种饮食法，而且他们也许不太希望放弃肉类和乳制品。

访问结果竟和我的预期相反，喜欢低脂纯素饮食法和偏好美国糖尿病协会的饮食指南的人数比是 2：1。据了解，大部分参与者都曾经试过美国糖尿病协会的方法，觉得那套方法不但单调无趣，而且没有多少效果。他们当中许多人都听过低脂纯素饮食法的优点，有些人则是有亲戚尝试过低脂纯素饮食法，所以他们现在也想亲身体验。

当然，这两组的参与者还是都欣然接纳了他们被分配的饮食法。如本书之前所述，有些参与者采用美国糖尿病协会的方法后病情得到改善，但有些人成效不彰。然而，所有采用低脂纯素饮食法的参与者病况都有显著的好转。

都含有脂肪，而且其中大部分的脂肪（15%～30%）属于饱和脂肪。所有的鱼类也都含有胆固醇，有些种类，比如虾及龙虾，在同等重量下，它们的胆固醇含量甚至比牛排还高。

当然，有些人吃鱼肉是因为它富含 ω-3 脂肪酸。

ω-3 脂肪酸之所以受到推崇，是因为它可以减弱身体炎症反应，并阻止造成心脏病的血栓形成。然而，越来越多的证据指出，ω-3 脂肪酸并非万灵丹。在刊载于《英国医学期刊》的一篇文章中，英国研究人员汇总之前所有针对 ω-3 脂肪酸和健康的相关研究，据此做进一步的调查。分析 89 项以往的研究后，研究人员发现，不管是从鱼肉或是鱼油补充品中摄取 ω-3 脂肪酸，都对防治心血管疾病、癌症和其他疾病没有明显的帮助。

| 动物性食物和植物性食物的区别 | | | | | |
| 动物性食物 | | | 植物性食物 | | |
种类	脂肪提供热量占比 / %	胆固醇含量 / 毫克	种类	脂肪提供热量占比 / %	胆固醇含量 / 毫克
瘦牛腱子肉	33	86	白腰豆	4	0
去皮鸡白肉	23	85	西蓝花	11	0
猪里脊肉	41	81	扁豆	3	0
亚特兰大鲑鱼	40	71	苹果	3	0
虹鳟鱼	35	69	甜橙	4	0
金枪鱼	21	42	糙米	7	0

注：食物的分量均为 100 克。

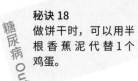
ω-3 脂肪酸的优点会不会又是另一则虚构的故事呢？我们要记住，所有的鱼油都是由不同种类的脂肪构成的，老实说，所有的油脂皆是如此。

鱼油的确含有 ω-3 脂肪酸，但是它也含有很多饱和脂肪酸。如前所述，鱼油有 15% ~ 30% 的脂肪属于饱和脂肪酸，这虽然比牛肉（约50%）和鸡肉（约30%）少，但还是比你实际需要的多出很多。你的饮食根本不需要摄入特定量的饱和脂肪酸。

鱼肉的脂肪含量也许可以解释一个令人不安的事实，即吃鱼肉与患糖尿病的风险有关。2009 年，美国糖尿病协会在《糖尿病护理》（*Diabetes Care*）期刊上报告称，经常吃鱼肉但不吃其他肉类的人患糖尿病的概率为4.8%，而蛋奶素食者和纯素食者的这一概率分别为 3.2% 和 2.9%。换句话说，饮食中吃鱼肉的人比蛋奶素食者及纯素食者患糖尿病的概率要高。

同样，哈佛大学的研究人员发现，与一般不吃鱼肉的人相比，多吃鱼肉的人患糖尿病的风险要高 24%。

如果想减重，你一定要知道好脂肪和坏脂肪的卡路里一样高。也就是说，每一滴 ω-3 脂肪酸都和其他脂肪一样容易致肥。

在许多研究中，含有鸡肉和鱼肉的饮食疗效一直令人大失所望。在测试饮食对减少低密度脂蛋白的影响时，研究人员发现，采用含有适量鸡肉和鱼肉的饮食的受试者低密度脂蛋白含量只比采用毫无限制的饮食的受试者减少了 5%，而低密度脂蛋白会增加患心脏病的风险。

完全拒绝动物性食物的饮食却是有效得多——我们的研究正是使用此饮食计划，结果低密度脂蛋白含量减少了 20% 以上，疗效比吃鸡、鱼组整整高出 4 倍。

你之后会发现，我推荐的饮食不但没有动物性脂肪，而且不含动物性蛋白质。这点很重要，因为动物性蛋白质会损害肾脏，而保护肾脏正是我们的关键目标。植物性蛋白质才是最好的选择!

假如没有鸡肉和奶酪的饮食听起来很不容易实现,那么请听听参与者的故事,你就会重燃希望了:他们觉得改变的过程很顺利,在几周内,他们不但有办法掌控菜单,还重拾了健康。他们发现,他们的体重慢慢下降,血糖渐渐得到控制,胆固醇含量也正逐渐下降。很快地,许多人开始减少药量,甚至停止服药。

真的很简单,南希和范斯都做到了

我在序言中所提到的南希和范斯,他们是如何成功改变饮食的呢?

对南希来说,她很乐意接受这项改变,她早已无法忍受美国糖尿病协会那份低成效的饮食指南,因此觉得素食饮食会是一个不错的方法。她还想要减肥,因为她已经不想处于无精打采的状态,所以希望这项饮食计划可以解决这些问题。

南希生长在明尼苏达州。虽然她妈妈并不是什么专业大厨,但是这个来自北欧的家庭很喜爱吃美食。南希的妈妈和姐姐都曾经和体重奋战过。

南希和许多自愿参与这项研究的人一样,这几年来她的饮食已经变得健康,她不再吃牛肉,改吃很多蔬菜,而且丢掉了油腻的沙拉酱汁。可想而知,这种饮食转变难不倒她。

她的早餐是用脱脂香草豆奶做的燕麦粥,上面撒着肉桂粉;10点钟的时候,她会吃点心,通常是苹果、香蕉、蔓越莓、蓝莓、葡萄或甜橙。

到了午餐时间,她会享用一碗丰盛的纯素汤品,例如意大利杂菜汤、蔬菜汤、地瓜汤或墨西哥式辣味炖豆子,再加上一盘沙拉,里面有菠菜、番茄、甜椒、腰豆、鹰嘴豆和其他素食材料。下午的点心常常是水果、黑麦饼干、烤玉米片加番茄莎莎酱或中东式皮塔饼蘸鹰嘴豆泥。

在一整天的工作之后,南希没有精力准备一顿丰富的美食,所以她的晚餐既快速又简单：素汉堡加微波冷冻蔬菜，有时候她只吃一碗麦麸粥，最后吃个水果消夜就圆满结束了这一天。

南希这组的参与者还参加我们所设计的超市导览，我们示范烹饪方法来引导他们运用陌生的健康食材。南希喜欢保持简单，所以她会煮一大锅够吃一个礼拜的汤。她说："我不是什么厨师，但我觉得坚持这个计划很简单。"

范斯的早餐也是燕麦粥，有时候是原味的，有时加苹果和肉桂粉，他也会吃面包片加新鲜水果。他的午餐和晚餐则是意大利面或墨西哥豆泥卷饼加上新鲜蔬菜和水果。有时候他想吃沙拉，里面会加豆子、血橙或其他素菜点缀食材。

他说："我得学会看懂标签，因为我们很容易就低估了罐装食品里面的脂肪和糖分含量。标签上如果写着6克脂肪，你可能以为这代表整罐有6克脂肪，但其实是每一分量（食物的每一分量指某种食物的食品包装上标示的食用分量，由食物制造商标注）有6克脂肪。"

对范斯来说，纯素饮食是最好的选择。他解释道："我没办法忍受只吃一小片鸡肉或是牛肉，我必须完全戒除这些食物。对我来说，改变饮食就像改变了一种生活方式。"

汤的极乐世界

有一天，华特在我们的研究会议上宣布：他已经找到完美的午餐。他家附近的超市售卖特巴屈尼克（Tabatchnick）公司所出的一系列汤品，而且刚好有许多低脂纯素的种类，如黑豆汤、扁豆汤和墨西哥式辣味炖汤等。

这些汤的成分简单而且天然，每一分量只有200卡路里，脂肪只有1克或2克。有些还有一般和低钠两种口味。因为都是冷冻包装，所以保质期长，而且用微波炉加热几分钟就可享用。

乳制品的健康替代品

你也许会很惊讶，脂肪的最大来源竟然潜藏在乳制品中。以前大家很少质疑牛奶、奶酪和冰激凌的健康程度，但是现在大家的看法已经改变。如今大家都知道，这些食物会让我们吃进脂肪、胆固醇和动物性蛋白质，即使是脱脂的种类，还是会让我们摄取极大量的乳糖。

下文介绍乳制品的真面目，之后我会告诉你一个好消息：要找到替代品很简单。

·脂肪

你一定不敢相信，牛奶有 49% 的热量是来自脂肪。和一般食物的脂肪含量比起来，该比例算是很高的。你可能认为，所谓的 2% 牛奶，其脂肪含量会低很多。事实并非如此，2% 这个数字指的是脂肪占牛奶总重量的 2%，这个数字会骗人，因为牛奶的水含量会扭曲 2% 这个数字。当你喝下一杯牛奶，里面水分会被身体吸收，所以对身体健康真正造成影响的是你吃进的脂肪。

营养学家通常关注的是"脂肪占总热量来源的百分比"，因这个数字不会被水含量影响。以这种标准看来，所谓的 2% 牛奶，其脂肪含量实际上占总热量的 35%。然而牛奶里所含有的脂肪类型大都是饱和脂肪，即会造成胰岛素抵抗和胆固醇升高的脂肪。

一般酸奶、冰激凌和奶制品的脂肪含量也很高，奶酪的脂肪含量更是惊人——大部分品牌生产的奶酪其脂肪约占总热量的 70%。

·乳糖

脱脂乳制品虽然已经去除脂肪，但里面还是有吓人的东西。去除脂肪后，牛奶里最多的成分其实主要是糖，也就是乳糖，那是牛奶特有的糖分。

乳糖分子由两种更小的糖组成：葡萄糖和半乳糖。而**脱脂牛奶大约有 55% 的热量来自乳糖。**有些人会避免喝苏打饮料和其他含糖饮料，因为它们含糖量过高，这样做的确没错，但牛奶制品亦是糖分的主要来源，这点其实也要特别注意。

大家都知道，乳糖会让许多人的肠胃感到不舒服。原本婴儿体内有消化乳糖的酵素，若酵素慢慢消失，一般就会导致乳糖不耐受。当酵素全部消失，乳糖经过肠道时就不会被消化，到了小肠下半段，细菌使得乳糖开始发酵，导致排气、绞痛或腹泻。以前大家把乳糖不耐受视为一种不正常的现象，但现在大家知道这是正常生理反应，症状通常是慢慢产生的，有时出现在稚龄期。

· **蛋白质**

正如第 3 章所述，现在大家正严格地看待蛋白质，因为它有可能造成 1 型糖尿病。其实它还有可能造成其他健康问题——动物性蛋白质会加速糖尿病患者肾脏功能的衰退。植物性蛋白质，例如豆类、谷类、蔬菜和大豆制品的蛋白质则不会造成此问题。

偏头痛患者常会觉得，如果他们避免食用某些食物，症状通常会有所改善，而牛奶和其他食物经常出现在可疑致病食物榜上；类风湿关节炎患者也有类似情形。至少就这些疾病来说，问题好像不是出在脂肪或乳糖上，乳制品中的蛋白质似乎才是"元凶"。

乳制品也和其他健康问题相关，从粉刺到前列腺癌、卵巢癌，都有可能是乳制品造成的。正是因为有致癌嫌疑，乳制品才开始受到医学界的关注。有两项大型的哈佛大学研究和其他国家的许多调查结果都表明，有喝牛奶习惯的男性和无喝牛奶习惯的男性相比，患前列腺癌的概率明显增加，原因似乎是牛奶所带来的激素变化。就卵巢癌来说，研究下面是本章原则的摘要。你必须严格遵守，即使有一点偏差也会影响成效。

整体原则

选择低血糖生成指数（GI）、植物性食物，避免摄取动物性食物并把植物油用量减到最小。

集中摄取新的 4 大类食物群

全谷类： 全麦意大利面、糙米、麦麸片、燕麦片、德式裸麦面包或黑麦面包、北非小米、小麦片、小米、大麦等。建议摄取分量：一天 8 份。一份等于 1/2 杯煮熟的谷类[1]、28 克干燥燕麦片或 1 片面包。

豆类： 黑豆、斑豆、腰豆、鹰嘴豆、大豆、豌豆、扁豆、脱脂大豆制品（脱脂原味豆奶、脱脂素汉堡、脱脂豆腐）等。建议摄取分量：一天 3 份。一份等于 1/2 杯煮熟的豆子、113 克脱脂豆腐或 227 克脱脂原味豆奶。

蔬菜类： 地瓜、西蓝花、白花菜、菠菜、羽衣甘蓝、南瓜、四季豆、白菜、朝鲜蓟等。选择低血糖生成指数的蔬菜。建议摄取分量：一天 4 份以上。一份等于 1 杯生的蔬菜或 1/2 杯煮熟的蔬菜。

水果类： 苹果、香蕉、葡萄、梨、水蜜桃、甜橙、猕猴桃和莓类等。选择低血糖生成指数的水果。建议摄取分量：一天 3 份以上。一份等于 1/2 杯切片的水果或 1/2 杯煮熟的水果或果汁。

其他被容许的食物

· 脱脂沙拉酱汁和其他脱脂调味料。
· 咖啡（若需要奶精，请加脱脂非乳制品）。
· 酒精饮料，偶尔饮用。
· 黑巧克力（无牛奶成分）、全脂大豆制品（如豆腐、丹贝、大豆奶酪等）。

禁忌食物

· 肉类（包括鸡肉和鱼肉）、鸡蛋（蛋白和蛋黄）和所有的乳制品（全脂或脱脂，包括牛奶、酸奶、奶酪、冰激凌、鲜奶油和奶油等）。
· 油脂，如人造奶油（乳玛琳）、沙拉酱汁、蛋黄酱和炒菜用油等。
· 油炸物，如薯片、薯条、洋葱圈和甜甜圈等。
· 牛油果、橄榄和花生酱。
· 精制食物和（或）高血糖生成指数的食物，如白面包和马铃薯等。

每日复合维生素

服用每日复合维生素来摄取维生素 B_{12}（除非你吃强化维生素 B_{12} 的产品，比如强化早餐麦片或强化豆奶）和维生素 D（若是你很少有机会接触阳光，就需要额外补充）。

1　文中提到的各类器具大小见此说明：1 茶匙 =5 毫升，1 汤匙 =10 毫升，1 杯 =100 毫升。后文中提到的盐、胡椒粉、辣椒粉、洋葱粉等调味品，请根据个人口味酌情添加。

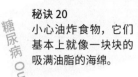
结果则不一致，有些调查表明喝牛奶的人患卵巢癌的风险升高，有些则表明喝或不喝都没有特别影响。

牛奶的卖点在于它可提供钙质，然而，我们有比牛奶更好的钙质来源，想增强骨质也有比喝牛奶更有效的方法。

· 做更好的选择

不吃乳制品的人可以找到许多很棒的替代品。健康食品店和一般超市都有卖豆奶、米浆和杏仁奶等。这些饮品种类有的完全未添加其他成分，有的加钙，有的则是低脂；口感上又分香草、巧克力和草莓等各种口味。你最好选择脂肪和糖分最少的品种。现在加钙的果汁也已经进入市场，当然，这些饮品并不是非喝不可，因为**其实在断奶后，我们生理上唯一需要的饮料是水。**不需要苏打饮料，不需要果汁，不需要牛奶，只需要纯水就够了。

市场上有很多以豆奶或米浆制成的冰激凌替代品，虽然不是以牛乳制成，仍然十分可口。然而，它们之所以美味，大部分是因为添加了糖分，你的味蕾很容易受到这些糖分的诱惑，但其实还是一碗草莓对你的身体比较有益。

鸡蛋的替代品

鸡蛋包括蛋黄和蛋白，都存在问题。**蛋黄是胆固醇藏匿的地方，一颗蛋黄就有 213 毫克的胆固醇，和一块 227 克的牛排含有的胆固醇一样多！** 蛋黄也是脂肪所在地，一颗蛋黄大约有 5 克脂肪。

蛋白基本上是纯动物性蛋白质。你现在已经知道，动物性蛋白质对肾脏有害，还是吃植物性蛋白质比较安全。

一个小小的鸡蛋里，真的会有那么多脂肪、胆固醇和动物性蛋白质吗？没错。请记住鸡蛋会孵出小鸡，小鸡的身体是由蛋里面的成分所组成。鸡蛋像所有的动物性食物一样，完全不含纤维和复合碳水化合物。现在，不管你是迷上炒蛋还是含蛋的烘焙点心，试试下面这些替代法。

- 在健康食品店可以买到鸡蛋的替代品。
- 烘焙点心的时候，1匙的大豆粉或玉米粉加上2匙的水可以代替一个鸡蛋。
- 试试用和鸡蛋一样大的豆腐泥来代替一个鸡蛋。
- 在做玛芬蛋糕和饼干时，可以用半根香蕉泥来代替一个鸡蛋，但会产生特殊的香蕉口味。
- 要做无肉面包或素汉堡时，可以用下面的材料当黏合剂：番茄酱、湿润的面包屑或燕麦片。

如今大家很流行拿炒豆腐代替炒蛋当早餐，你看了后面的菜单和食谱就会知道原因了。豆腐的质地很像蛋白，而且不论和什么一起煮都很容易入味。小心市面上标榜着零胆固醇的鸡蛋替代品，很多其实只是添加了各种成分的蛋白。

原则2　将植物油用量减到最小

油好像无所不在。食用油、色拉油，还有专门用于烘焙点心的植物油。植物油比动物性脂肪享有较好的名声，因为它的饱和脂肪酸的确比较少，而饱和脂肪酸会使胆固醇增加。不过，我们还是需要把所有油脂用量都减到最低。原因如下。

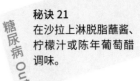
第一，你现在已经知道，所有脂肪和油脂都含有极高的热量。

每克脂肪大约含有 9 卡路里热量，比每克碳水化合物或蛋白质含有的热量（4 卡路里）高出 2 倍以上。因此，就卡路里含量来看，植物油和猪油一样让人发胖——所有的脂肪和油脂都同样会使人发胖。

第二，如果你的目标是使身体尽可能恢复到正常的胰岛素敏感性，**那不能只避免摄入动物性脂肪，你还必须尽可能避免摄入植物油。**

假如你把锁住细胞"大门"的动物性脂肪去除后，却又用植物油把锁堵塞住，那就白折腾了。下面是一些植物油的来源。

- **油炸食品。**炸薯条、薯片、洋葱圈和其他油炸类小吃，基本上就如一块块的吸脂海绵，把油脂从炸锅里带进你的身体脂肪储存库。
- **油脂添加物。**典型的沙拉酱和人造黄油都含有很多脂肪。
- **食品原料用油。**许多包装食品和酱汁都有很多油。
- **炒菜用油。**很多食谱第一步就是要用油炒洋葱、大蒜或其他材料。有些餐厅无论哪一道菜都一定要加入大量的油。

有一些简单的方法可以避免这些油脂：

- 远离油炸食品，如薯片和薯条等。
- 在沙拉上面淋上脱脂蘸酱、柠檬汁、香醋或调味米醋。
- 使用不粘锅。
- 炒菜不用传统式的油炒法，改用水炒法，也就是用水或其他液体来炒菜（请参考附录Ⅰ）。
- 清蒸蔬菜。

- 炒菜放油时，不要直接用罐子把油倒出来，请考虑改用油脂喷雾器来喷洒微量的油脂。
- 喝咖啡加奶精时，改用脱脂非乳制品的奶精替代品。
- 看清楚包装上的标签。选择的产品要符合以下原则：每一分量的产品脂肪含量不超过 2 克或脂肪含量低于 10%。

说到不吃油腻食品，有些人可能会急着帮橄榄油辩解。橄榄油似乎很天然，甚至还带点时尚感。但是请你想一想，工厂是如何将油瓶填满的？他们摘下无数的橄榄，丢掉纤维和果泥，然后把剩下的纯油脂留下。

以每克计算，**橄榄油的热量和牛油、鸡油及其他任何油脂都一样多：每克含 9 卡路里**。没有任何食物的卡路里密度比它高。

虽然橄榄油含有大量的单一不饱和脂肪酸，这种脂肪酸几乎没有胆固醇，也不会使胆固醇升高，但是橄榄油还是含有饱和脂肪酸（约 13%），那会使胆固醇升高并使胰岛素抵抗变得更严重。不管你买的橄榄油多么昂贵，也不管它是否写着"特级初榨"，它的热量和饱和脂肪酸仍然超过身体机制所能处理的范围，因此橄榄油并不能维持身体的最佳机能。

当然，蔬菜、水果、豆类和谷类里也有微量的天然植物油，但是那些就无须担忧了，它们能提供你的身体需要的少量脂肪。然而当油脂是高浓缩时，那就大事不妙了，例如油炸食品、油性酱料和所有要额外添加油脂的食物，都对身体有害。

此外，一些植物性食物（如坚果、油橄榄、牛油果）和一些大豆制品，其天然油脂含量很高，也最好少碰。

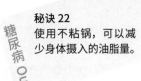

优质脂肪也要减量吗?

你的身体真正需要的脂肪有两种：α-亚麻酸和亚
油酸。这些名词不重要，也不会出现在产品成分表里。真正要注意的
是，**你的身体只需要微量的 α-亚麻酸和亚油酸，身体对这些必需脂肪酸
的需要量，不超过每日摄取热量的 3%。**

要从哪里摄取这两种脂肪酸呢? 一般豆类、蔬菜和水果的脂肪含量
虽然微乎其微，但是它们含有的微量油脂却是优质脂肪，即 α-亚麻酸。
α-亚麻酸是 ω-3 脂肪酸的一种，身体必须以它为基础，才能产生其他优
质脂肪。坚果和一些大豆制品的 α-亚麻酸含量较高，而许多植物性食物
亦含有亚油酸。

有些人会为了治疗关节炎而特意增加 ω-3 脂肪酸的摄取量，假如你
也这样做，请务必小心。所有的脂肪，不管优质或是劣质，其实都一样
会使人发胖，而且有些含有身体不需要的成分——鱼油就是一例，它虽
然含有 ω-3 脂肪酸，但同时含有大量的饱和脂肪酸。在本章最后，我将
介绍比较健康的 ω-3 脂肪酸来源。

要想得到正确的脂肪种类和适当的油脂分量，最好的方法是避开动
物性食物、油炸食品和油性产品，转而从蔬菜、水果、豆类和谷类里摄
取营养。

我们真的有必要戒掉动物性食物和油脂添加物吗? 是的，这实在太
重要了!

典型的北美洲和欧洲饮食，一天就提供了 80 ～ 100 克脂肪，甚至更
多。如果改吃适量的鸡肉和鱼肉，并限制油脂添加物，每天脂肪总摄取量
可以减至约 60 克，但若能做到避免摄入动物性食物和油脂添加物，则可减
至 20 克。在改变饮食的过程中，你每天摄取的总胆固醇量，会从超出 200
毫克降至 0。没错，真的是 0! 你身体的每一个细胞都会感谢你。

原则 *3*　选择食用不会使血糖快速上升的食物

你会发现这条原则相当管用。血糖生成指数（GI）这个好用的工具是由多伦多大学的医生兼研究员大卫·詹肯斯（David Jenkins）提出的，这个数据是用来衡量食物释放葡萄糖至血液里的速度。

高血糖生成指数的食物会快速释放葡萄糖到血液中（如白面包）。如果将面包里面的碳水化合物分子用显微镜高倍放大，它看起来像是成串的珠子；每个珠子都是糖（葡萄糖）分子，这些分子在消化道里分散并进入血液中。

白面包的糖分子解体过程推进得相当快，珠子迅速散落，于是单一葡萄糖分子会快速地冲进血液里面。假如你吃完白面包后就测量血糖，马上会看到数值升高。白面包的血糖生成指数很高，也就是说，它会对你的血糖值造成很大的影响；相比之下，德式裸麦面包的血糖生成指数较低，它的珠链分解速度较慢，珠子一个一个慢慢进入血液，它对你的血糖值造成的影响要小得多。

柏纳德医生小提醒　**如何测量食物的血糖生成指数？**

衡量食物的血糖生成指数方法如下：10 个健康者在禁食一晚后，分别吃下 50 克的碳水化合物。接下来的 2 小时内，每 15～30 分钟测量一次血糖，之后再将此结果和喝下等量的葡萄糖（有时是吃白面包）后的血糖值进行对比。100 以下的血糖生成指数代表它使血糖上升的能力比葡萄糖弱；100 以上的血糖生成指数代表它使血糖上升的能力比葡萄糖强。

简而言之，高血糖生成指数的食物会对你的血糖值造成很大的影响，而低血糖生成指数的食物对你的血糖值影响比较小。

在此我要特别说明一点：当研究人员在测试个别食物的血糖生成指数时，参与者并非糖尿病患者，所以同样血糖生成指数的食物可能会对你的血糖值产生较大影响。然而，血糖生成指数的意义是让我们评估食物，在相互比较下，我们才能选出最佳的食物。

稍后你会看到一张表格，上面列有常见食物的血糖生成指数。下面让我先简要说明几项原则，让你可以不用看表格也能大概猜出食物的血糖生成指数。

快速检验血糖生成指数法

- 豆类和同类食物都是低血糖生成指数食物。

- 绿叶蔬菜也都可视为低血糖生成指数食物（因为它们的碳水化合物含量太少，所以一般并未正式估计其血糖生成指数）。

- 几乎所有水果都是低血糖生成指数食物。水果的确很甜，但是大部分的种类不会使你的血糖急速上升。但也有例外，如**西瓜和凤梨，这两者的血糖生成指数比其他水果高。**

- 意大利面是低血糖生成指数食物，这虽然有点令人感到意外，可是证据确凿。

- 大麦、布格麦和煮熟的大米都是低血糖生成指数食物。

- 德式裸麦面包和黑麦面包的血糖生成指数较低，但若是以小麦制成的面包，例如贝果、白面包，甚至全麦面包，血糖生成指数都较高。

- 地瓜和山药的血糖生成指数和马铃薯比起来要低一些。

- 早餐麦片中，燕麦粥和麦麸粥的血糖生成指数较低，大部分即食冷麦片的血糖生成指数通常较高。

假如你患有 2 型糖尿病，任何含有碳水化合物的食物都会在一定程度上提高你的血糖值。然而，饭后血糖上升是很正常的现象，而且若是你的细胞抵抗胰岛素的作用，那么葡萄糖就要花更多时间才能进入细胞，但这不代表你必须避免食用一切含有碳水化合物的食物。正确的应对之道是设法减弱胰岛素抵抗，也就是运用本章所述的 3 大原则来提高胰岛素敏感性。在所有富含碳水化合物的食物当中，最好选择低血糖生成指数的食物。

我之所以要特别作此说明，是因为许多 2 型糖尿病患者都会刻意避免摄入碳水化合物，他们不敢吃米饭和意大利面之类的食物，却吃了较多的鸡肉、鱼肉或鸡蛋，因为这些食物完全不含碳水化合物，长期采取这样的饮食，他们却发现血糖值并未获得改善，而且越来越糟，反而还需吃更多药。如果你想想细胞内部累积的脂肪，就不难理解为什么病情会每况愈下，因为这就好像细胞"门锁"被更多口香糖粘住了。今天吃下油腻的一餐，会带来明天的胰岛素抵抗。

你可能会很惊讶，意大利面竟然是低血糖生成指数食物，确实如此，但建议你最好将面条煮到软硬适中，类似弹牙般的嚼劲，这就是烹饪面条的最佳方法，千万不要煮过头了。**虽然意大利面和面包一样是小麦做成的，你可能以为它会和面包一样使血糖暴增，但事实并非如此。**

意大利面这样的特例，其实让我们更加了解为什么有些食物血糖生成指数高，有些食物血糖生成指数低。

假设我们正在揉面团，通常会加酵母使面发酵，酵母会使面团产生许多气孔，所以面包才不会硬邦邦的，像颗鹅卵石。当你吃烤好的面包时，胃酸和消化酵素进入这些气孔，迅速地将面粉分子分解成单个的糖分子，这些糖分子于是快速地从消化道进入血液。即使是含有纤维碎粒的全麦面包，它还是会成为消化酵素的囊中物，因为消化酵素可以畅通

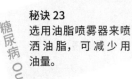
无阻地进入气孔，然后分解面包里面的淀粉。

意大利面则不一样，它不是酵母的杰作，因此没有气孔。假如将面包比喻为一堆散落的小树枝，一点火就立刻全部烧起来；意大利面就像是捆绑在一起的圆木头，排列得相当紧凑，着火速度较慢，即使你彻底咀嚼它，其被消化的速度也不可能和面包一样快，这就是为什么它的血糖生成指数比较低。

保持原状的谷类分解速度较慢，因此会以缓慢的速度释放葡萄糖到血液中，但过度加工的食品，分解速度却很快。所以传统的燕麦粥血糖生成指数比较低，因为是用完整燕麦煮成的，而快煮燕麦片却已经将麦谷切成碎粒，不但烹调快速，而且容易消化，这也就使得其血糖生成指数变高。

常见食物的血糖生成指数			
食物	血糖生成指数	食物	血糖生成指数
苹果	44	全麦麦片	38
杏桃	57	珍珠麦	25
香蕉	51	德式裸麦面包	55
香瓜	65	黑麦面包	63
葡萄	43	精制白面包	70
甜橙	48	全麦面包	70
水蜜桃	28	玉米	60
梨	33	即食燕麦片	65
凤梨	66	传统燕麦片	62
葡萄干	64	南美小米	53

食物	血糖生成指数	食物	血糖生成指数
草莓	40	糙米	50
西瓜	72	快煮米、意大利面（圆管面）	48
黑豆	30	精白米	72
腰豆	29	胡萝卜	47
白腰豆、白豆	39	马铃薯（细皮幼种）	70
斑豆	39	烤过的粗皮马铃薯	94
鹰嘴豆	36	山药	48
扁豆（红扁豆）	31	地瓜	51
豌豆	22		

注：表中数值如果在 55 以下属于低血糖生成指数，56 ～ 69 属于中血糖生成指数，70 以上则属于高血糖生成指数。
这些数值只是一个大概值，很多食物的测试地点在不同的国家，测试方法也各不相同。表列的数值是一般的测试结果，而非绝对正确的数值。血糖生成指数只用于评估含糖或淀粉的食物。某些食物，如西蓝花、花菜和许多莓类的纤维含量很高，淀粉含量却很低，所以无法估计其血糖生成指数。同理，牛油果油脂含量很高，但淀粉含量很低，因此它也没有血糖生成指数。

　　你可能会问："真的有这个必要吗？吃燕麦粥时，传统或快煮式真的有差别吗？我如果常吃豆类、绿叶蔬菜或大麦汤这些食物，对健康会有帮助吗？"答案出现在澳大利亚的悉尼大学博士珍妮·布兰德·米勒（Jennie Brand Miller）所做的研究里。她的分析综合了 14 项血糖生成指数，总共包含 356 位参与者。结果发现，选择低血糖生成指数的食物可以降低 0.3% ～ 0.4% 的糖化血红蛋白值，有些研究甚至表明糖化血红蛋白值降低了 0.6%。分析表明，选择低血糖生成指数的食物对 1 型糖尿病和 2 型糖尿病都有类似的益处。

原本根据前两项饮食原则作出的改变已带来惊人效果，如今再选择低血糖生成指数的食物，更是让你事半功倍。

如第 2 章所述，若是遵守本书所有的饮食原则，也就是同时避免摄入动物性食物、将植物油用量减到最小，并吃低血糖生成指数的食物，以我们的研究看来，这样做平均可以降低 1.2% 的糖化血红蛋白值。

这个平均值包括了原本糖化血红蛋白值就不高的人，他们的数字降低幅度有限；也包括原本糖化血红蛋白值高达 9% 或 10% 的糖尿病患者，他们的糖化血红蛋白值降低了好几个百分点，效果比任何药物作用都好。对糖尿病患者来说，要想降低糖化血红蛋白值，只要做到这 3 点就行了。

惊人的效果

现在我们已经介绍完最基本的原则，也就是排除动物性食物、把植物油用量减到最小和选用不会使血糖快速上升的食物，这 3 项原则会协力帮助你掌控健康。

这是 3 项相辅相成的原则，缺一不可。例如，雷根糖（Jelly Bean）虽然纯素又低脂，但因为它本质上是固体糖果，所以血糖生成指数很高，会使血糖急速升高。

同样，一块含有许多奶油的蛋糕可能血糖生成指数很低，因为奶油不含碳水化合物，甚至还有可能减慢葡萄糖的消化速度，可是蛋糕并非纯素，油脂量也不低，所以还是会造成胰岛素抵抗，最好不要食用。**即使某种食物血糖生成指数很低，若是不符合前两项原则，我们仍不建议食用。**

同时遵守此 3 项原则，会带来显著的效果。就像南希的糖化血红蛋白值在实验一开始的时候是 8.3%，当她开始执行这项健康的饮食计划之后，糖化血红蛋白值立刻骤降到 7% 以下，即使后来降低药量，糖化血红蛋白值还是维持在 7% 以下。对范斯来说，一开始糖化血红蛋白值为 9.5%，随着实验一周一周地进行，他的糖化血红蛋白值也一点一点下降，到了实验结束的时候，他的糖化血红蛋白值变为 5.3%，已相当正常。

在我们计划早餐、午餐和晚餐之前，让我告诉你这 3 项原则会给身体带来什么样的转变。我们若在汽车里加入专用的汽油，汽车的性能就会大幅提高；同样，我们若是供给身体需要的食物，身体也会表现得更健康。

·胰岛素敏感性提高了

你现在已经知道，有证据表明，改变饮食确实可以快速增加或减少细胞内的脂肪量。脂肪量越来越少，细胞对胰岛素的敏感性也越来越高，从而使血糖下降。假如之前你的胰岛素抵抗不断恶化，药物剂量不断增加，那么这种情况是可以逆转的。

没多久我们就看得到逆转的效果！事实上，病情逆转的速度有可能太快，如果你正在使用胰岛素，或是使用增加胰岛素分泌的药物，比如成分为格列吡嗪（Glipizide）、格列美脲（Glimepiride）、格列本脲（Glyburide）、那格列奈（Nateglinide）及瑞格列奈（Repaglinide）的药物。我必须提醒你，一定要在医生的指导下使用药物，因为当细胞恢复胰岛素敏感性时，你的身体逐渐恢复健康，在搞不清楚状况的时候，你可能还持续服用多余的药物。

健康的饮食和药物有时候虽然会将血糖降至正常值，但若是降过头的话，就会发生低血糖症。医生会降低你的药物剂量，甚至在必要时完

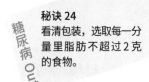

全停药。

现在请勿自己随便把药扔掉，改善过程是渐进式的，医生会根据你的身体状况改变药量。你会很高兴你的胰岛素敏感性正日渐提高。当医生说要减药甚至停药时，就好像时光倒流，似乎不曾得过病一样。

第 7 章将详述如何预防和治疗突然发生低血糖症，请在改变饮食前详细阅读。

·体重管理变简单了

如果你一直希望能够减肥，那么体重现在正要开始下降。平均来说，采取本饮食计划大约 1 周可以减去 0.45 千克，时间越久，效果也越显著。

你可能会问："为什么这个饮食计划会有这样的效果呢？"如果都不注意食物分量、卡路里和碳水化合物摄入量，体重如何能够减轻？以下是 3 个主要原因。

第一，这些食物脂肪含量极少。

所以，你已经摆脱了食物中最主要的多余热量来源。

第二，你吃进的蔬菜、水果、豆类和全谷物类给饮食添加了一些有益且健康的纤维。

纤维可以让你较快地产生饱腹感。平均来说，**每摄取 14 克的纤维可以减少摄取大约 10% 的热量。**对一个原本习惯每天摄取 2000 卡路里的人来说，假如他多吃 14 克纤维，那只要吃 1800 卡路里就能感到饱了。

第三，这些食物稍微提高饭后热量燃烧率。

正常来说，身体必须耗费能量消化食物，进食后热量燃烧率原本就会提高。但我们的研究表明，低脂纯素饮食法还会更进一步提高饭后热量燃烧率，让你的减重效果比别人更胜一筹。第 6 章会更详细解释这个问题，现在请先享受这不请自来的减肥效果吧！

甩掉多余的体重当然很棒，更重要的是，胰岛素敏感性也因为体重的减少而变高了！饮食类型的改变原本就能够提高胰岛素敏感性，同时减重更为细胞打了一剂强心针，让细胞对胰岛素变得更加敏感。

·控制胆固醇变简单了

如果你一直有胆固醇过高的困扰，那么这项计划将比一般降胆固醇饮食法都有效得多，其实这并不奇怪，因为你的饮食并非"低"胆固醇，而是"零"胆固醇。

此饮食计划完全不含动物性脂肪，这点很重要，因为动物性脂肪会使身体加速制造胆固醇，现在动物性脂肪都不见了，你开始吃有降胆固醇效果的燕麦、大豆和其他植物性食物。这部分内容我会在第 12 章作更详细的说明。

你的动脉也松了一口气。糖尿病最大的致命伤就在动脉，因为这种疾病会导致心脏、眼睛、肾脏，以及神经病变接踵而来，但是，现在你正在逆转这个毁灭性的过程，而降胆固醇就是非常重要的步骤之一。你所采用的这套策略，其实正是用来"逆转心脏疾病"的饮食计划。

再次提醒，请不要扔掉药物和取消医生的约诊，医生会测量及评估你的心脏健康状况并追踪你的病情发展。

·逆转糖尿病的症状

加利福尼亚州的一组研究人员在 21 位 2 型糖尿病患者身上测试低脂纯素饮食加上运动的效果，所有参与者当时都已经出现痛苦的神经病

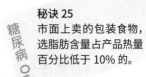
变症状。改变饮食后短短 2 周内，21 位参与者中有
17 位的神经病变症状完全消失，其余 4 位则有显著的
改善。

其他研究人员则发现，当糖尿病患者采用健康的饮食法后，有时眼部会出现一些变化，如外层渗出性视网膜病变开始减弱，甚至完全消失。另外，健康饮食还能够减少尿蛋白的流失，这点我会在第 13 章作更详细的说明。

4 步骤，计划开始

在测试这项计划的效果时，有一点受到我们的重点关注，那就是参与者的体验感受。结论是，虽然为了达到最佳的身体状况，你将菜单做了如此重大的改变，但这也许是你最容易坚持的饮食计划。部分原因在于，这其实不是节食，而是从另一个角度看待食物。能这样想是最好不过了，保持这样的心态，你会更喜爱这项饮食计划，而且，你再也不用挨饿，再也不用盯着喜欢的食物流口水。

让我告诉你执行改变的步骤，你暂时还不用做出改变，我只想教你一些步骤，帮助你开始执行这项计划。

步骤 1　善用新的 4 大类食物群

让我介绍一份基础的饮食计划——"新的 4 大类食物群"，这是我和同事在 1991 年一起设计的。美国农业部在 1956 年首先提出了所谓 4 大类食物群，后来设计了许多不一样的饮食金字塔。和"旧的 4 大类食物群"或那些金字塔比起来，我们的新设计可以说是一大进步。**这个饮**

食计划的概念很简单：利用新的 4 大类食物群——全谷类群、豆类群、蔬菜群和水果群，来建构你的菜单。

这些食材摆上桌后，可能变身为以下这些餐点：丰盛的地瓜巧达汤、菠菜千层面、西班牙炖饭配古巴式黑豆或扁豆加胡萝卜汤。这些食材可有无限的变化，但先让我们仔细看看这 4 大类食物群，我们可以善用这些食物，制作出最健康的餐点。

全谷类群

这一类包括糙米、燕麦、大麦、玉米和所有用全谷类制成的产品，如面包、麦片和意大利面等。在以谷类为主食的国家里，糖尿病的发病率比北美洲和欧洲要低很多。这实在不足为奇，全谷类让人很容易有饱足感，但却是低脂和零胆固醇的。在选择全谷类时，请记得考量血糖生成指数。

豆类群

这一类包括所有豌豆和扁豆等豆类食物，也涵盖了所有数不尽的豆制品，如素汉堡、素热狗、豆腐、丹贝（黄豆饼）和所有种类的即食素冷肉。豆类蛋白质含量高，吃起来又有满足感，而且血糖生成指数又很低，它们富含钙质、铁质，以及能降胆固醇的可溶性纤维，甚至还有微量的优质脂肪——ω-3 脂肪酸。不管你是喜欢鹰嘴豆沙拉，还是偏好墨西哥式辣味炖黑豆，或是爱上大豆做成的素汉堡或其他素肉，豆类都是一种方便好用的健康食材。

如果要说豆类缺乏什么，我们只能说它欠缺优秀的广告公关，很少有人注意到它对健康的益处。然而，营养学家知道，如果我们能把这个非常有营养的食品放在菜单最重要的地方，那我们的体重、血糖和胆固醇都会因此而降低。和忽略这种豆类群的人相比，日常饮食中包含豆类的人，体重平均少了近 3 千克；青少年中也出现了这种趋势，和不吃豆类的同龄人比起来，喜爱吃豆类的青少年体重平均少了 3.2 千克，腰围也几乎减少了 2.54 厘米。

多伦多大学的研究人员根据之前的 11 项调查所做的分析指出：常吃豆类的人的确比较瘦，他们血液中的坏胆固醇值比较低，而好胆固醇值则比较高。

如果你之前没有吃豆类的习惯，一开始不要吃太多，请适量食用，且要把豆类彻底煮熟。一开始也许会有些排气现象，但肠胃会慢慢适应。

蔬菜群

蔬菜群的每个成员都对健康很有帮助。绿色蔬菜，如芦笋、花菜、菠菜、羽衣甘蓝和甜菜等的铁质含量都很高，且除了菠菜以外，其他蔬菜都富含身体可吸收的钙质。

橘色蔬菜的 β-胡萝卜素含量很高，它是癌症克星，你可以从胡萝卜和冬南瓜等食物中摄取，请尽量多吃。

有些人吃饭时，会在盘中最不起眼的一角，象征性地摆放一小撮过熟的蔬菜，这样对待蔬菜就太可惜了。

晚餐最好吃 2 种甚至 3 种不同的蔬菜。我最喜欢的蔬菜组合是西蓝花佐冬南瓜泥，有时候我用新鲜的食材慢炖，有时候烹饪冷冻的食材，这样更方便。这 2 种蔬菜不但颜色对比鲜明，而且冬南瓜鲜甜的滋味和西蓝花扎实的咬劲更是绝妙的组合。你不需要成为美食厨师，即使再忙的人也有时间打开一包冷冻蔬菜，用微波炉加热或清蒸。

这些食物的维生素和矿物质含量都很丰富，脂肪含量很低，而且和所有植物性食物一样，完全不含胆固醇。

几乎所有蔬菜的血糖生成指数都很低，对健康很好。马铃薯例外，所以请改吃地瓜。

水果群

水果的维生素含量很丰富，而且当然是低脂且零胆固醇的。很多糖尿病患者认为，因为水果很甜，所以它们一定会提高血糖。事实上，几乎所有水果的血糖生成指数都不高，例如苹果、香蕉、蓝莓、樱桃、橘子、甜橙、桃子和梨等。但注意，西瓜和凤梨是例外。

你应该如何分配每一个食物群的分量呢？第63～64页的表格提供了基本的方针，但你不用拘泥于那些规矩。假如你偏爱意大利餐点，那么盘中可以是许多蔬菜和面条；如果你迷上亚洲餐点，盘子里可以装满全谷类食物；若你钟情于拉丁美洲餐点，豆子饭可以成为你的选择；假使你生长在典型的北美洲家庭里，你大概会喜欢每种食物群都吃一些。在第5章，我将介绍一些适合烹饪新手的简易美味食物制作方法。

可想而知，4大类食物群建议中不包括肉类、乳制品、蛋类和油腻的油炸食品。你每天应该再补充一些复合维生素，复合维生素里面含

葡萄柚汁影响药效

如果你正在服用药物，那你可能得避免吃葡萄柚，虽然这听起来很不可思议。这种柑橘类水果会妨碍肠道酵素代谢某些药物；一杯葡萄柚汁可以明显增加血液中某些降胆固醇药物的浓度，另外葡萄柚汁也减弱抗组胺和一些精神性疾病药物的效果。

葡萄柚汁的效果通常可以持续24小时以上，在极少数的情况下，血液中的药物浓度会达到有毒性的标准。葡萄柚影响的药品非常多，而葡萄柚汁对每个人的影响也都不一样。

如果你正在服用药物，请和医生请教葡萄柚汁可能对你造成的影响。研究人员目前正在测试其他柑橘类的水果汁，例如甜橙汁，会对血液中的药物量造成什么样的影响。

有维生素 B_{12}，我们需要它来维持血液和神经的健康。除了营养强化食品以外，一般植物性食物的维生素 B_{12} 含量太低。复合维生素也能提供维生素 D，虽然阳光会提供天然的维生素 D，但现在一般人很少选择晒太阳这种方式。选择复合维生素时，除非医生认为你有补充铁的必要，否则我会建议选择不含铁质的维生素。许多人身体里面已经储存了足够的铁，而且过量的铁对身体有害。

目前你已经了解什么是新的 4 大类食物群，也许你还不会烹饪这些食物，但至少已有基本知识，现在让我们继续下一个步骤。

步骤2 尝试一两道食谱

在你开始一项新的饮食计划之前，请先尝试一两道食谱。你可以翻翻第 5 章来找一些灵感，或是浏览菜单和食谱，那些菜单可有很多变化，让你可以更快熟悉这项计划。如果你很少下厨或经常在外用餐，第 5 章还会教你许多点菜的窍门。

你的目标在于找出几道你真正喜欢的健康早餐、午餐和晚餐。这些餐点不但需要符合本书的 3 大原则（无动物性食物、极少的植物油、血糖生成指数低），而且必须满足你的味蕾。

请记得，这项新的饮食计划并不代表每天晚上都要做一道新菜，弗雷明汉心脏研究所的前执行长威廉·凯斯特利（William Castelli）医生曾经说过，我们大多数人都倾向于反复吃那几道最喜爱的菜品。所以我们可以这样做：先决定 8 道或 9 道你最喜欢的晚餐菜品，然后每天晚上做饭时，再从中挑选。你只需要找出 8 道或 9 道合你胃口的健康菜品，这样就足够了。

步骤3　挑出3周的时间

有些人喜欢慢慢养成新的健康饮食习惯，假使你也一样，没问题，你可以慢慢地熟悉健康食材，但是我建议采取另一种快速投入的方法：在日历上，圈出3周的时间。在开始之前，先找出既符合本书的原则，而且你也喜欢的食物。当开始实施计划的时候，请在这21天内，完全遵守本书原则。

正如我告诉我们那些研究参与者那样，现在不是慢慢地把脚趾伸进游泳池的时候，而是一跃而进的时候。原因有二。

第一，这样成效才会快。

如果你在星期一吃一道健康餐，然后等到星期六再吃第二道，身体就不会感到有什么差异，但是假如你每餐都选择健康餐，那很快就会有所收获。给自己一个机会，看看尽量吃最健康的食物会给你带来怎样的感受。

第二，改变饮食其实真的就像是跳入游泳池一样。

假如你一点一点地慢慢进入游泳池，可能会觉得过程非常痛苦，但你若扑通一声跳进去，很快就会适应水温。

让我再解释一下：如果你习惯喝全脂牛奶，是否想过要改喝脱脂牛奶？你可能像多数人一样，会觉得第一杯脱脂牛奶喝起来像水一样，而且颜色也怪怪的。但是，过了几周，你就完全适应了那种比较清爽的口感，没多久，你可能反而会觉得全脂牛奶不但太浓而且有些令人感到不适。

我并非在说脱脂牛奶是健康食品，如前所述，不喝牛奶是有理论根据的。这个比喻只是在强调：当饮食变得比较清淡时，你很快就不会再那么喜欢重口味的食物了，过不了多久，你会爱上新的、更健康的口味。

你会发现，味蕾大约只有 3 个星期的记忆，而饮食改变得越快，味蕾的适应速度也越快。你不再渴望那些被你扔掉的垃圾食物，相反地，你会很惊讶，你几乎都快忘记那些垃圾食物了。

如果完全改变饮食方式听起来很困难，那让我换个比较轻松的说法。我不是要你现在就决定这辈子都得坚持这个饮食计划，我只是希望你尝试一下低脂纯素饮食。

现在，你不用立刻对天发誓，这一生再也不吃双层培根芝士汉堡；也不用对燕麦片宣誓效忠，或做出其他难以实现的承诺。你只要给这个饮食计划 3 周的时间，这段时间内要彻底照做，这样你大概就会知道此饮食计划的效果，同时还保留了对食物的自主选择权。

步骤4　认识转换期食物

现代科技给我们带来很多新烦恼（拥挤的高速公路、垃圾电子邮件等），但有些时候，现代科技会派得上用场——食品企业现在有办法把不健康的食物做得很健康。

比如营养学家长久以来痛斥的热狗，现在已稍微被人们接受，因为食品科学家已经想出一个办法，可以把大豆变成法兰克福香肠。原本只在健康食品店售卖的素热狗、素汉堡和素香肠，现在到处都买得到。甚至即食意大利蒜味香肠、冷火鸡肉片、冷鸡肉片和即食烟熏香肠都可以用大豆或小麦做出来，不但外表看起来像真的，口感也差不多，而且都是使用零动物性脂肪和零胆固醇的食材制作的。

这些素肉食品真是天上掉下来的礼物！如果你知道真正的热狗是用什么做的，那你绝对不想把它送进小孩的嘴里，但你却可以自豪地把素热狗带回家，小孩也会吃得津津有味。在追求健康饮食的道路上，这些食物协助你顺利度过转换期，迈向更高的境界。

豆奶的时代已经来临了！以前想买豆奶得专门去健康食品店，收银员的名字叫阳光，身穿荧光扎染的衬衫，店里还播放着民俗音乐；最糟的是，豆奶还是粉末状的，需要加水溶解，倒豆奶粉的动作要很快，不然豆奶粉都会沉淀在底部。还好，那些日子已经过去了。现在健康食品店越来越赚钱，开始关注客户服务；民俗音乐也消失了；豆奶的口味有许多种，现在又有米浆、杏仁奶和燕麦奶等，在一般超市就买得到，也深受各行各业的人喜欢。

当你在买肉类和乳制品的替代品时，记得看看标签，当你检查原料表时，会发现有些产品并非你想的那样是纯素的，因为它们会添加蛋白或乳蛋白。请记得选择纯素和最低脂的种类。

这样吃营养 100 分

当遵循本章饮食的原则时，你的饮食可能会有大幅的改善，不但摆脱了动物性脂肪和胆固醇，还可以得到较多身体所需的营养素：降低胆固醇的可溶性纤维、降低癌症风险的维生素、降低血压的钾与对抗自由基的抗氧化物等，不胜枚举。

不过，因为你正在经历一个极大的转变，所以你可能会担心忽略了什么营养。让我再次向你保证，如果你的饮食包括多样化的全谷类、豆类、蔬菜和水果，而且每天都吃复合维生素，那所有营养就都考虑到了。你的盘子里需要有以下这些有益健康的营养素。

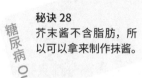
蛋白质——植物性的比动物性的更安全

你的身体使用蛋白质来构建并修补身体组织。蛋白质是由许多叫氨基酸的小分子构成的，你的皮肤、肌肉、骨骼和内脏器官里面的蛋白质，都是由大约 20 种不同的氨基酸排列组合构成的。

包含全谷类、豆类、蔬菜和水果的健康饮食，可以提供所有你所需要的蛋白质。事实上，摄取植物性蛋白质对身体更好，因为动物性蛋白质会伤害肾脏中脆弱的组织，植物性蛋白质却不会有这个问题。植物性蛋白质也不会像动物性蛋白质那样，有造成钙质流失或是肾结石的可能性。动物性蛋白质会导致钙质从肾脏排出到尿液中，这个过程会造成钙质流失，钙质累积在尿道还会引起肾结石。

过去几年，有些营养学家认为，素食者必须谨慎地搭配食物，才能摄取足够的蛋白质，他们的观点是，植物性食物有可能缺乏一种或一种以上的氨基酸，所以必须用特定的方法搭配食物，才能确保摄入足够的蛋白质。然而这个观点早就被推翻了——**美国营养与饮食学会的官方声明就明确指出：以植物性食物为主的饮食，并不需要特定的组合，就能提供丰富的蛋白质。**

假如因为某些原因，你希望能增加蛋白质的摄取量，那么可以增加豆类的摄入。你可以从许多大豆制品中摄取充足的蛋白质，例如豆腐、丹贝和豆奶等。另外，用小麦制品做成的素肉（如面筋）也都富含蛋白质。

钙质——多吃绿叶蔬菜和豆类

对许多人来说，钙质和牛奶几乎是同义词，他们以为牛奶可以建造强壮的骨骼，并在年老时防止发生骨折。然而研究表明，牛奶的好处绝大部分都只是神话。哈佛大学的"护士健康研究"进行时间超过18年，共追踪了72 337位女性，其目标之一是调查常喝牛奶的人是否在年老时骨折的概率较低。结果表明，喝最多牛奶的人骨折发生概率完全没有降低。没错，一天喝3杯牛奶的女性，她们的骨折发生率和从不喝牛奶的人一样高。

为什么会这样呢？因为牛奶中只有大约1/3的钙质可以被身体吸收，其他的钙质会和食物残渣一起被排出。不但如此，牛奶还含有动物性蛋白质和钠，这两者都会加速钙质从肾脏流失。

请不要误会我的意思，我们的饮食需要一些钙质，但应该从健康的食物来源摄取，也就是绿叶蔬菜和豆类。虽然绿叶蔬菜的钙质含量比牛奶少一点，可是它的吸收率，也就是身体真正吸收的比例，却比牛奶高，**其实几乎所有的绿叶蔬菜的钙质吸收率都比牛奶高。但是菠菜是一个例外，它的钙质含量很高，吸收率却很低。**

绿叶蔬菜和豆类可以为身体提供所需的钙质，如果你还想摄取更多钙质，可以选择添加钙质的果汁和豆奶。

为了维持身体钙质的平衡，不但要适量摄取钙，还要减少钙质流失。动物性蛋白质会使钙质从肾脏排出，做尿液检查就能测出钙含量。高蛋白式饮食，如阿特金斯饮食法，就显示出非常惊人的钙质流失：这种高蛋白式的饮食法，使钙质流失率提高50%。另外，限制钠（盐分）的摄取也很重要。我们也要从阳光或补充剂当中获取维生素D。

我们现在还不完全了解，蔬菜和水果能够增强骨质的原因，但我们很清楚，骨骼对于运动十分重要，运动对骨骼健康的影响也非常大。最后，我们一定要避免吸烟，因为吸烟会增加骨折的风险。

铁质——吃太多肉容易累积过多铁

铁质是一把双刃剑。你需要铁质来制造血红蛋白，而红细胞则需要利用血红蛋白将氧气从肺部输送到身体组织中。但是，太多的铁质却是有毒的，不但可能增加出现心脏问题的风险，甚至还会加重胰岛素抵抗。

铁质会促进身体制造一种叫自由基的不稳定分子。自由基会损害身体脆弱的组织，并和心脏病、癌症，甚至衰老等某些方面有关。

最健康的铁质来源和最佳钙质来源一样——豆类和绿叶蔬菜。这两者的铁含量很丰富，但它们的铁质形式属于非血红素铁。你的身体只有在需要用到铁质时才会吸收它，如果身体内部的铁质已经足够，那非血红素铁就会被排出体外，不会伤害身体。肉类恰好相反，它的铁质属于血红素铁，这种铁质就像身体里的"不速之客"，不管你是否需要，它一定要闯进来，经年累月下来，肉食者往往容易累积过多的铁质。

如果你有贫血的症状，请不要买铁质补品，更不要大量吃肉。正确的做法是和医生合作找出贫血的类型和发生的原因。有许多原因会造成贫血，肾脏疾病可能引发贫血，某些药品可能引发贫血，肠胃受到刺激或者直肠癌引起的消化道出血的症状也可能导致贫血。所以你必须立刻请医生评估状况并进行治疗。

若你需要额外的铁质，请多吃绿叶蔬菜和豆类。在吃绿叶蔬菜或豆类的时候，如果能同时摄取水果和蔬菜等富含维生素 C 的食物，更能够提高身体对铁质的吸收率。避免摄入乳制品也有助于身体对铁质的吸收，牛奶不但铁含量很低，而且会抑制胃肠道对铁质的吸收。

锌——从豆类和坚果中摄取

锌在免疫系统运作、伤口的愈合和其他生物学作用上扮演重要的角色，但和铁质一样，再好的东西也不能过量。锌的健康来源包括豆类、坚果，以及强化谷物早餐，如麦麸雪花片（译注：添加小麦磨取面粉后筛下的种皮制成的麦片）和格兰诺拉燕麦片（译注：燕麦片加葡萄干、红糖混合制成的麦片）。

脂肪——蔬果和豆类的微量脂肪放心吃

优质脂肪、劣质脂肪，怎样才能清楚区分这些脂肪？最重要的脂肪真相是，你身体需要的脂肪量微之极微，这在之前作过说明。在西方国家，人们脂肪摄取量比身体实际需要量要高出数倍，因为他们的饮食最重视肉类和乳制品，所以整体而言，不但吃进过多脂肪，而且吃了劣质脂肪——饱和脂肪，这会使胆固醇升高并加剧胰岛素抵抗。

坚果、牛油果、橄榄和一些全脂的大豆制品的脂肪含量也很高。虽然它们的饱和脂肪含量比较低，但是因为总脂肪含量很高，所以还是要限制这些食物的摄取量。

如前所述，大部分的蔬菜、水果和豆类的脂肪含量都极少，并且微量脂肪是由一些优质脂肪组成的，其中包括微量的必需脂肪酸，也就是 α-亚麻酸和亚油酸。

如果你出于某种医学原因要增加脂肪的摄取量，那么 ω-3 脂肪酸的健康来源包括核桃、大豆产品和亚麻籽，浓缩形式则有冷榨亚麻籽油、高温萃取的亚麻籽油、芥花油和核桃油。有时候会因为健康问题，比如关节炎，需要摄取 ω-6 脂肪酸，医学界经常使用的是**月见草油、琉璃苣油、黑加仑籽油或大麻籽油。这些油应该被视为药用补充品而非食物。**

维生素 B₁₂——每天 1 粒复合维生素

你的身体需要维生素 B_{12} 来维持神经和血液细胞
的健康，人体所需的维生素 B_{12} 量极少，最方便的来源是一般的复合维
生素。在营养强化谷物早餐、强化豆奶和其他营养强化产品中也有维生
素 B_{12}。

维生素 B_{12} 不是由动物或植物产生的，它是由细菌和其他单细胞生
物产生的。这个物质是如何从细菌进入人体呢？我们猜测，在现代卫生
习惯尚未普及之前，土壤、蔬菜和水果中有微量的细菌，细菌提供了微
量的维生素 B_{12}。除此之外，动物肠道内的细菌也会制造维生素 B_{12}，因
此动物和动物性产品里也有微量的维生素 B_{12}。

动物和动物性产品中虽然含有维生素 B_{12}，但是也含有胆固醇、脂
肪和蛋白质。复合维生素提供维生素 B_{12}，而且没有那些多余的物质。

维生素 D——晒晒太阳吧！

正确说来，维生素 D 根本不是维生素，它是一种激素，当阳光照到
皮肤上时，身体便会产生这种激素。肝脏和肾脏会将此激素活性化，它
一旦活性化，就会帮助身体吸收钙质并避免细胞癌化。除此之外，它还
有许多其他功能。

如果你晒到足够的阳光，那就不需要在饮食里额外添加富含维生
素 D 的食物，然而，我们大多数人都没那么幸运。如果你没有经常晒到
阳光，那你必须补充含有 10 微克维生素 D 的复合维生素。由于维生素
D 有预防癌症的功能，有些专家建议提高摄取量。

在第 5 章，要准备执行计划了。在第 7 章，我会教你如何追踪计划的
进展。

⑤ 摆脱糖尿病的1日饮食计划

早餐、午餐、晚餐加点心，照着做就对了

> 最好挑出3周的时间，每天全心全意投入这项新的饮食计划！

请拿出一张纸，写上"早餐""午餐""晚餐"和"点心"这4个大标题，你现在要做一天的饮食计划。请写下既符合第4章中的3项原则，而且你也喜欢的食物。简要说来，我们找的食物如下。

- **不含动物性成分的食物**：没有肉、乳制品或蛋类，一丁点也没有。这是要清除饮食中的动物性脂肪、动物性蛋白质和胆固醇。第4章已对此进行了详细说明。本章将会告诉你，转变饮食是多么的简单。
- **低脂食物**：尽量少用添加的油脂或完全不要用，并避免其他油腻的食材。在看产品成分表的时候，请注意每一分量食物的脂肪不可以超过2克。
- **低血糖生成指数食物**：选择低血糖生成指数的食物，也就是避免

白砂糖、白面包、高淀粉量的马铃薯（译注：Baking Potato，是淀粉量最高的马铃薯种类，经常被用来做烤马铃薯、马铃薯泥或薯条）和大部分的即食麦片等。其他大部分纯素的食物都可以。某些种类的食物血糖生成指数特别低，如豆类和其他豆科植物、绿叶蔬菜、大部分水果、大麦（很适合拿来做成汤品）和许多以这些食材为原料的产品。令人吃惊的是，意大利面属于低血糖生成指数食物，不同于其他小麦制品。

健康的早餐建议

在早餐这个标题下面，写上你喜欢的食物，而且要是纯素、低脂和低血糖生成指数的。所列出来的食物很有可能你早就在吃了，以下是一些建议。

- 热麦片，如燕麦粥。全麦麦片加上肉桂粉、葡萄干或苹果酱（不加牛奶）。
- 冷麦片，如麦麸雪花片加上脱脂豆奶或脱脂米浆，也可加上莓类、桃子或香蕉。
- 瓜类，如哈密瓜。香蕉或其他任何水果。
- 黑麦面包或德式裸麦面包加上肉桂粉（不加奶油或人造奶油）。

一天饮食计划范例

早餐
素香肠
黑麦面包
燕麦粥加肉桂粉或葡萄干
哈密瓜切片

午餐
绿叶蔬菜沙拉
豌豆汤
黑麦三明治加鹰嘴豆泥
番茄切片和小黄瓜切片

晚餐
菠菜沙拉加圣女果
番茄蘑菇天使发丝细面
（意大利面的一种）
清蒸花菜

点心
苹果、甜橙、香蕉

如果你希望增加蛋白质的摄取量，试试这些：

- 素香肠。
- 素培根。
- 炒豆腐。
- 早餐式墨西哥豆泥卷饼，馅料是豆泥、生菜和番茄（不加蛋或奶酪）。
- 英式烤豆或鹰嘴豆。
- 德式裸麦面包蘸鹰嘴豆泥。
- 列在第 219 页及以后的早餐食谱。

下面我们将讨论良好的早餐建议。

·燕麦粥

大部分的研究参与者都选择传统燕麦粥当早餐，这是有原因的。益处一是燕麦含有丰富的可溶性纤维，这种纤维的特性是在水中会变得很浓稠，而且可以去除身体多余的胆固醇（小麦和米饭则含有丰富的不可溶性纤维）。但是那碗毫不起眼的燕麦粥，功效却不仅止于此，它还能够帮助你控制血糖，其高纤维含量也能帮助你减重。

另外一项益处是燕麦不含胆固醇和动物性脂肪，培根加蛋的早餐则含有非常高的胆固醇和动物性脂肪。

请选择传统燕麦粥，不要选即食冷麦片或一分钟快煮式燕麦片。传统燕麦粥和快煮式燕麦片不一样，前者仍保有完整的谷类形态。燕麦片的谷类形态保持得越完整，血糖生成指数也会越低，而饱足感也能维持

糖尿病 Out

得越久。第 97 页的"传统燕麦"小技巧可以帮助你做出一碗完美的热燕麦粥。

若要增强降血糖的效果，可在燕麦粥上撒些肉桂粉（第 166 页详述肉桂粉如何降血糖），或加上葡萄干、莓类或其他任何你喜欢的水果或水果混合物，但不要加牛奶或白砂糖，只要坚持一两天，就不会再想添加多余又不健康的配料了。若你吃麦片一定要加牛奶，请改加豆奶或米浆，以免摄入牛奶里的动物性脂肪和胆固醇。

大部分干麦片的血糖生成指数高，燕麦粥则处于中间值，它不但会让你有饱足感，而且能让血糖保持稳定。

· 素香肠或素培根

一般香肠或培根含有超高的脂肪和胆固醇，是食物清单上最不健康的食物之一，如果你的早餐不能没有这些肉制品，那现在你的运气来了！为了拯救你的健康，食品制

来一份均衡的早餐

早餐一开始最好先吃像素香肠之类的高蛋白食物，之后再吃高淀粉类食物，例如燕麦粥加肉桂粉或葡萄干，或是像水果之类的甜食。

为什么先吃高蛋白食物比较好呢？下面特别针对这点进行说明：

高淀粉类或高碳水化合物食物会增加体内血清素含量，血清素是一种在脑内创造幸福感的化学物质，像百忧解（Prozac）和左洛复（Zoloft）之类的抗抑郁药品，其作用就是促进身体制造血清素。虽然这是一个优点，但是对某些人来说，吃下高淀粉类或高碳水化合物的食物，却会让其昏昏欲睡。事实上，有些人把高淀粉类食物当作安眠药使用。

高蛋白食物会阻碍体内血清素的制造，使你精力充沛。任何高蛋白食物都有此效果，例如素香肠、素培根、炒豆腐，甚至几匙你平常撒在沙拉里面的鹰嘴豆。

造商推出了素食的版本，大部分的超市和健康食品店还销售不同种类的素香肠或素培根，如果你觉得这些产品很陌生，那你可以试着了解它们，这些替代品不但美味可口，而且含有很高的蛋白质。

请看清楚包装上的成分表，选择不含动物性原料（有些产品原料是高浓缩动物性蛋白质，最好避免食用），而且脂肪含量最低的种类。

·炒豆腐

豆腐和蛋白几乎完全相同，虽然本身没有多少自己的味道，但不管炒菜时加入什么香料或酱料，都可以很快入味；它有蛋白的口感，但却完全不含胆固醇、动物性脂肪和动物性蛋白质。超市有销售炒豆腐的调味包，你只要根据包装上的烹饪方法做即可。第 220 页有快速又简单的食谱。

·早餐式墨西哥豆泥卷饼

没时间吃早餐吗？早餐式墨西哥豆泥卷饼是你的救星。只要买一盒冷冻的早餐式墨西哥豆泥卷饼带回家，放进微波炉，加热几分钟，你就可以享用一顿既丰盛又健康的早餐。

很多商店都销售各种各样用豆类、番茄和其他原料制成的冷冻早餐式墨西哥豆泥卷饼。或在周末比较有空的时候，你也可以自己动手做，做完后可以冷藏或冷冻存放，这样在接下来忙碌的一周里，你随时都能享有便利又美味的早餐。

不该在早餐出现的东西

显而易见的是，蛋类已经不在早餐菜单上了。一个鸡蛋里蛋黄含有

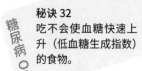

213 毫克的胆固醇，和 227 克的牛排含有的胆固醇一样多，还含有大量的饱和脂肪，会使胆固醇升高。蛋白则含有大量的动物性蛋白质，那是你最好要避免摄取的东西。如你所知，从植物来源摄取蛋白质不但对肾脏较好，对长期保持骨骼健康也比较有帮助。请避免食用鸡蛋和鸡蛋其他产品，如蛋液，那其实是由蛋白制成的。

当然，肉也要从早餐菜单里除名，包括用火鸡肉、猪肉或牛肉做成的香肠，它们全部都含有动物性脂肪和胆固醇。

贝果也最好不要吃，除非是德式裸麦贝果。**虽然一般贝果是纯素而且低脂的，但血糖生成指数却很高。**

甜甜圈、丹麦面包和玛芬蛋糕也都别想了。只要把它们放在一张餐巾纸上几分钟，看看有多少油脂渗出来，你就知道原因了。那些油脂只会让你变胖，增加你的胆固醇，并加速恶化胰岛素抵抗。

健康的午餐建议

好，进行到午餐部分！下面是一些建议。

· **沙拉**

- 田园沙拉加脱脂蘸酱、柠檬汁、酱油或照烧酱汁。
- 三色豆子沙拉。
- 意大利面沙拉。
- 黑豆拌玉米沙拉。
- 以面条、北非小米、中东小麦或米饭为基础的谷类沙拉。

·汤

- 意大利杂菜汤。

- 综合蔬菜汤。

- 蘑菇大麦汤。

- 黑豆汤。

- 墨西哥式辣味炖豆子。

- 豌豆汤。

食用快煮式汤品或是即食汤品也可以，只要是低脂而且不含任何动物性食物的产品。

·三明治或三明治手卷

- 黑麦面包加小黄瓜切片、生菜、番茄切片，蘸第戎（Dijon）芥末酱。

- 中东式全麦皮塔饼加胡萝卜丝、苜蓿芽、小黄瓜切片，搭配鹰嘴豆泥。

- 黑麦面包加上脱脂的肉类替代品，例如素火鸡肉、素意大利式烟熏肉、素意大利辣味香肠或烧烤面筋（小麦面筋），再加上你认为和三明治最适配的蔬菜。

- 墨西哥全麦饼加黑豆蘸酱、甜椒、番茄切片和生菜。

- 全麦潜艇堡加烤茄子片、比萨酱和水炒蘑菇。

- 地瓜黑豆泥卷饼加玉米和番茄。

- 从第 237 页开始介绍的三明治和沙拉食谱。

·其他

- 新鲜水果。
- 鹰嘴豆。
- 蔬菜切片。

接下来讨论健康的午餐选择。

·沙拉

沙拉可以是简单的生菜加番茄，也可以是比较特别的通心粉沙拉、三色豆子沙拉、亚洲风味沙拉或水果沙拉等。

如果你想先尝试绿叶蔬菜沙拉，一般的生菜都可以使用，但最好大胆尝试新鲜菠菜、芝麻菜和其他绿叶蔬菜。可以加入小黄瓜和番茄切片，并请尽管加入鹰嘴豆、腰豆等豆类——它们不但提供丰富的营养，而且可以保持血糖的稳定。

为了食用方便，超市现有售卖一些罐头式的三色豆子沙拉或四色豆子沙拉，你想要吃的时候，开罐即可食用。有些店里也设有柜台，专卖种类齐全的沙拉。

选择沙拉酱的时候，记得选用脱脂且纯素的种类，目前在许多超市都买得到。

·汤

汤可以当作很棒的午餐开胃菜，一大碗丰盛的汤也可以就是一顿午餐。汤里可以有丰富的蔬菜、豆类、谷类（如大麦），吃起来不但令人满足，而且对健康十分有益。

如果你要求不高，一些冻干即食汤可以为你省下不少时间。只要在汤中加入沸水，再煮一下即可，你也可以视个人喜好，加入一两汤匙的营养酵母会更添风味。如果你放入胡萝卜、番茄、冷冻蔬菜（如西蓝花、羽衣甘蓝、白花菜或四季豆）和其他新鲜蔬菜，你就把简单的汤品变成丰富的炖品了。

就算你请别人代劳做饭，超市里为你提供了各式各样的罐装汤品或冷冻汤包，你也必须懂得如何挑选。你会找到许多符合本书原则的产品——扁豆汤、意大利杂菜汤和素食蔬菜汤，都是很好的选择。有些品牌的冻干即食汤有各种口味，比如扁豆、蘑菇、大麦和其他一些简单的食材，而且几乎是零脂肪。这种汤通常是用杯子盛装，只需加热水即可，你可以在办公室抽屉里放几杯备用。

若你希望不论到哪里都能喝到自制的汤品，你只需挑选一个保温瓶，将瓶中装满汤以后，就可以带去上班——你的同事会很羡慕。

买冻干即食汤要注意一点：有些制造商会在汤里添加过多盐分，所以你应该挑选低钠品牌。虽然要花时间寻找，但绝对值得。记得每日钠摄取量要少于 2000 毫克。

· 三明治

做三明治很快，而且又可随身携带，因为现在市面上有各式各样的食材，所以现在三明治也可以做得很健康。

首先要挑选一种低血糖生成指数的面包，比如黑麦面包或德式裸麦面包。接着试试下面任意一种配料。

鹰嘴豆泥原本是中东餐点，目前在北美洲很受欢迎。它是由鹰嘴豆和香料做成的，质地有一点像花生酱，而味道相比而言没有那么强烈。可惜的是，很多品牌的鹰嘴豆泥的脂肪含量都过高，但是谁需要那么多脂肪？如果有食物料理机，大约 5 分钟就可以自己做出来，且一次如果做很多，还可以吃好多天。在第228 页有相关食谱。

即食素肉片的味道像意大利烟熏肉片、火鸡肉切片或火腿切片，但却完全不含动物性脂肪和胆固醇。所有的健康食品店和大部分超市都有售卖，而且这种产品很适合做三明治。在超市里，它们通常和素热狗摆在一起，素热狗也是不错的选择。选择原则和之前一样，最好挑低脂的种类。

自制素汉堡其实很简单，一般商店和餐厅也都有售卖。有些田园纯素汉堡由谷类、洋葱、蘑菇和一些香料制成。一个素汉堡含有 10 克蛋白质，但只含有 1 克脂肪。

如果想吃培根、生菜、番茄式三明治，可以用素培根、生菜、番茄和芥末酱来做。我自创的简易三明治则是用烤好的黑麦面包加上小黄瓜切片、生菜和番茄切片，有时候会加上一两片即食素肉片，最后抹上芥末酱。

关于调味品，芥末酱不含脂肪，所以可以用作抹酱。大部分蛋黄酱刚好相反，脂肪含量都非常高。

· 冷冻餐

冷冻餐发展到现在已经有很大的进步了。现在市面上出现各式各样的冷冻餐，加上使用微波炉加热很方便，因此要吃到健康、美味的食物变得很简单。广受大众欢迎的冷冻餐是纯素安吉拉卷、纯素墨西哥式卷饼、纯素的比萨和意大利面。

假如你的午餐一定得外出就餐，甚至吃快餐，第 8 章提供有较健康的选择。

健康的晚餐建议

可以拿来做晚餐的健康食材各式各样。许多人喜欢烹饪，但也有许多人没时间或嫌麻烦，这些人通常喜欢选择简单方便的食物或直接在外用餐。我个人绝对属于后者，但本书食谱的设计者布莉安娜·克拉克·葛鲁根（Bryanna Clark Grogan）就和我刚好相反，因为她的厨艺很棒，所以她可以把做菜变得很有趣。

好消息是，这两种人都很适合参与本饮食计划，下面先列出一些最基本的晚餐建议。

- **番茄红酱意大利面：** 有些市场上卖的番茄红酱酱汁可以直接使用，要选择脂肪含量最低、不含奶酪和其他动物性食物的品牌。选择全麦的意大利面，加入一些西蓝花或菠菜（新鲜或冷冻皆可），这样晚餐就完成了。

- **豆子加饭：** 试试古巴式黑豆拌饭加上番茄莎莎酱、素食烤豆或脱脂墨西哥豆泥。

- **墨西哥豆泥卷饼：** 使用墨西哥式的全麦饼皮，加入豆类、生菜、番茄莎莎酱。

- **墨西哥式辣味炖菜：** 可以用市场上售卖的素食盒装产品。

- **蔬菜千层面：** 选用低脂豆腐来代替意大利软奶酪，并加入多层的烧烤蔬菜。

- **炖米饭、西班牙式米饭或现成的盒装米饭：** 很多市场上售卖的产品皆可，但不要加奶油。

- **蔬菜炒饭：** 使用不粘锅，并用低钠酱油调味。

- **零脂素汉堡：** 看清成分表并选择脂肪含量最低、不含奶酪和其他动物性食物的产品。

- **墨西哥法士达**：用不粘锅清炒甜椒切片、洋葱和茄子，再加上法士达专用调味料。
- 用大块蔬菜加咸味酱做炖菜。
- 俄罗斯酸奶蘑菇。
- 从第 247 页开始的所有晚餐食谱，不但可口而且做法简单。

秘诀 35
西瓜和凤梨血糖生成指数比其他水果高，需要避免吃太多。

如果你不是厨师，也不用紧张，到处都能找得到你要的便利食品，餐厅也有很多符合本书标准的选择。我们现在的任务不是把你变成美食大厨，而是指导你制作可实行的一日饮食计划，里面有你不但愿意吃，而且喜爱吃的食物。

各国的特色食物通常是不错的选择，不管是自己动手做，还是到餐厅享用，或是买现成的冷冻食品，如早餐式墨西哥豆泥卷饼、意大利面配豆子汤、中式蔬菜饭餐点、日本蔬菜寿司配味噌汤和沙拉、印度咖喱、泰式餐点、埃塞俄比亚餐点等都十分适合。

如果你的晚餐经常叫比萨外卖，还是可以选择纯素并且低脂的种类，只需要求配料全是蔬菜即可，比如蘑菇、洋葱、日晒番茄干和酸豆。请不要加奶酪，但可以要求多加点番茄酱。如果是在家做比萨，可以加素的意大利蒜味香肠或其他即食素肉片。

简单的点心建议

好了，现在你的一日饮食计划即将完成。即使你觉得自己在两餐中间不会饿，还是建议要列出一些备用的点心，这样嘴馋的时候，就不会慌张了。下午 3 点的饥饿感有时会瓦解你的意志力，所以还是准备一些

一份营养均衡的晚餐

若要确保从晚餐中摄取均衡的营养，你可以把盘子分成四份。

首先，放入 1/4 份豆类食物，如豌豆和扁豆，也可以选择烤豆、墨西哥豆泥或眉豆。这些食物含有丰富的蛋白质、可溶性纤维和矿物质，而且属于低血糖生成指数食物，对健康很有益。

其次，在盘中另外摆上 1/4 份淀粉类食物，比如糙米、山药或意大利面。淀粉听起来没什么了不起，但其实它是健康的复合碳水化合物，也就是维持身体运作的健康、零污染燃料。

最后，盘子还有一半，你要摆上蔬菜。理想情况是要有 2 种不一样的蔬菜，例如绿色蔬菜，如西蓝花，配上一种橘色蔬菜，如胡萝卜，这些食物是超级营养"发电机"。饭后再吃水果当甜点，这样就是一份营养均衡的餐点。

要吃到营养均衡的一餐，还有很多种方法。有些人喜欢意大利式或地中海式饮食，这类餐点通常有豆子汤加意大利面，面酱里有切成大块的蔬菜；有些人喜欢拉丁美洲式食物，如豆类、米饭和蔬菜；还有人偏好亚洲食物，如豆腐（豆类制品）、米饭和蔬菜；印度餐点也许就是扁豆咖喱配上米饭和蔬菜。

对来自南部几个州的美国人来说，很多传统食物也都恰好符合我们的要求：一般豆子（如眉豆）配上米饭和绿叶蔬菜（不加传统的猪背脊肉）。

当我拜访住在北达科他州的父母时，我们会用豆类代替一般的肉类食物，再加上地瓜、山药或一些蔬菜。甜点可能是梨、草莓或甜橙。你发现反复出现的饮食模式了吗？其实还是一样：一道豆类食物、一道淀粉类食物（这是为了摄取健康的碳水化合物）、一些蔬菜，最后加上水果作为甜点。

吃起来不会有罪恶感的食物比较好。下面是一些点心建议。

- **水果：**大部分水果的血糖生成指数低，这令人十分意外，而且水果的营养价值更是无可比拟。最好身边随时准备一些水果，如苹果、甜橙、梨和香蕉等。有些人喜欢在冰箱中放一盒切好的哈密瓜或其他瓜类，这样回家后就有方便食用的点心。水果干也还可以接受，它们的血糖生成指数并不一定会比新鲜水果高，但是由于其水分已经被烘干，所以吃水果干会比吃新鲜水果更容易摄取过多的热量，因此选择新鲜水果对健康更有帮助。

- **即溶汤**：把它放在抽屉里，想喝时只要加入热水就可以了，非常方便。意大利时蔬豆子汤、豌豆汤和扁豆汤等，通常都是纯素且低脂的。
- **简单三明治**：用黑麦面包或德式裸麦面包加生菜、小黄瓜切片和番茄切片，再蘸点芥末酱，吃这样的三明治会让你有饱足感，且不会有罪恶感。
- **三色豆子沙拉**：吃一份让你在晚餐前都不会感到饥饿。
- **气爆式玉米花**：不含有一般油爆式玉米花含有的脂肪，你可以自行添加大蒜、盐或综合调味包和营养酵母。
- **中东式全麦皮塔饼配鹰嘴豆泥**：让你有饱足感，而且如果你遵照第 228 页的快速食谱，也可以做成低脂的食品。

其他的简单点心建议还包括麦麸片加豆奶、德式裸麦面包或黑麦面包加果酱、胡萝卜条及米蛋糕（请选择成分简单，而且不添加白砂糖的种类）。

为期 3 周的尝试

你目前表现得很棒！你已经迈出了健康的第一步，作出了正确的选择。现在让我们重点关注接下来的 3 周，在这期间，我们需要一直吃纯素食。这意味着不吃任何动物性食物，只吃低油脂食品，即健康的食物。你可以重复吃一些食物，也可以吃昨天的剩菜，或是任何简单易得的食物。然而请务必注意不要限制热量的摄取量，也不要故意不吃某一餐。

根据实际情况制订饮食计划很重要。假如你现在不爱做饭，要在短时间内改变也不太可能，所以手边最好准备些不用特别花时间烹饪的食物。

提前计划很重要。想一想，你是否在公司吃饭？旅游时吃什么更健康？如果公司餐厅没有健康的食物，那最好是自己带午餐。

准备采买喽！

现在有了菜单，接下来就该出门购买食材了。你的目标是在厨房架子上摆满所需要的食材，这样你为期 3 周的尝试才能顺利进行，而且即使在饥饿感来袭的时候，也不会措手不及。

逛逛超市里面那些你以前从未踏足过的区域。生鲜区除了摆放许多新奇有趣的蔬菜和水果外，可能还有肉类替代品、豆奶和其他健康的产品。另外也可以去进口食品区、健康区或体重管理区瞧瞧；逛逛种类多样的大米区和丰富多彩的豆子区吧！你会发现大米和豆子种类繁多。

如果你还没有逛过家附近的健康食品店，一定要赶快去瞧瞧，不但能找到代替肉类、奶酪和牛奶的产品，还能发现许多来自各国的有趣食物，每一样都值得试一试——要勇于探索并尝试，有些新发现的产品可能会变成你最喜爱的食物。不要担心买到根本不合胃口的东西，尝试的过程本就如此。

在购物的时候，记得挑选适合储存的食材，你可以在周末提前煮好（如一锅汤或炖菜），再将成品分成几份放入冰箱，这样下周可以随时拿

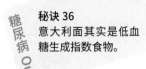
出来加热食用。

你会发现健康食品的价格差异很大。整体而言，素食类产品要比肉类或奶酪类产品便宜，像豆类、新鲜或冷冻蔬菜、意大利面和大米这类健康食材的价格都十分低廉。然而，健康食品店有时候会故意抬高店里产品的价格，不管是不是纯素食品都卖得特别贵。你很快就会找到最佳的选择。

在超市记得顺便买每日复合维生素。如前所述，摄取适量的维生素 B_{12} 很重要，而复合维生素就可以解决这个问题——不含铁质的植物性维生素是最好的选择。

一定要尝试的基本食物

有一些基本食物很值得你进一步了解。这些食物很常见，是一些厨房货架上应该有的简单基础食物。一旦熟悉之后，这些食物会变成你得到健康的秘密武器。购物时请多留意以下这些食物。

- **传统燕麦**：一定要选择传统燕麦，而非即食燕麦，你会发现烹饪起来既简单又快速。只要将燕麦和冷水按 1：2 的比例混合，沸腾后再煮几分钟，这样就大功告成了。燕麦含有丰富的可溶性纤维，不但有降胆固醇的作用，还能让你整个上午都不会感到饥饿。在超市里记得顺便买些配料，如肉桂粉、葡萄干或其他水果，也可以根据个人喜好挑选。

- **豆类**：请好好了解这类不起眼的食物。由于大众了解到豆子的营养价值，现在它们总算获得重视：脂肪含量超低、零胆固醇、含丰富的可溶性纤维、高钙、高铁，而且又有其他食物无法媲美的低血糖生成指数。如果你愿意在烹饪上多花点时间，那就买新鲜或干燥豆子自己烹饪。罐装的豆子十分方便，可以买几罐黑豆（和一罐番茄莎莎酱）、几罐零脂的墨西哥豆泥，或是超市里的其他任何豆子，放在厨房货架上随时取用。

- **冷冻蔬菜：**冷冻蔬菜十分方便。在赶时间的时候，你会很庆幸冰箱里有蔬菜，只要蒸一下就可以了。就营养价值而言，冷冻蔬菜并不输给新鲜蔬菜。你可以选择西蓝花、冬南瓜、球芽甘蓝、胡萝卜、白花菜和任何其他你喜欢的蔬菜。

- **扁豆汤：**享用一碗丰盛又健康的扁豆汤时，你会发现它与众不同的风味。请准备一两罐放在身边。

- **鹰嘴豆：**说到鹰嘴豆，这真是一种拿来做什么都适合的豆类。不只是鹰嘴豆泥，还包括沙拉、汤、面酱和快炒食物，都可以加入鹰嘴豆；你还可以将鹰嘴豆当早餐。记得摆几罐在厨房货架上。有些迷你罐头还设计成了易开盖的包装，吃起来尤其方便。

- **鹰嘴豆泥：**简单的鹰嘴豆泥已经变成十分受欢迎的三明治夹馅，但是请勿购买市场上售卖的品牌，因为脂肪含量太高了。如果你有食物料理机，不到 5 分钟就可以做出够自己吃一周的鹰嘴豆泥。看看第 228 页的食谱说明，下次去超市的时候，你就知道要采购些什么食材了。

- **酱料：**第戎芥末酱很适合做三明治抹酱，柠檬汁和苹果醋则可用来淋在绿叶蔬菜和沙拉上，番茄莎莎酱和豆子是"完美搭档"。任何一种脱脂酱料都很方便好用。

- **糙米：**许多人都没有吃过用正确方式煮好的糙米。想煮出好吃的糙米饭，要先仔细选择正确的糙米种类，煮之前先稍微烤一下，

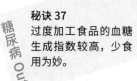
然后用煮面的方法来煮，也就是在煮时要多
加一点水，最后完成时再把多余的水倒掉。

- **大麦：** 这种谷类在早餐麦片货架上到处都是，有膨胀的形式，也
  有加糖的口味，但若要享用真正美味的大麦，必须煮成大麦汤或
  是做成一道谷类小菜；你也可以把大麦和大米放在一起煮。大麦
  属于低血糖生成指数食物，含有丰富的可溶性纤维，口味和质地
  都相当棒。

- **意大利面酱：** 花几分钟仔细阅读番茄酱上面的成分表，记得选择
  不含奶酪和其他动物性食物的品牌，而且油脂含量越少越好。只
  要厨房货架上摆上几罐，随时都可做出既快速又简单的晚餐。然
  后再挑选你最喜欢的意大利面来搭配。

- **肉类替代品：** 试试素热狗、素汉堡和即食素肉片，它们虽然不是
  什么高级食物，实用性却很高，而且有些口感竟然和真的肉类很
  像。然而要仔细阅读成分表，避免有动物来源的材料；另外要注
  意在每一分量中，脂肪含量不能超过 2 克。健康食品店里可选择
  的肉类替代品非常多，一般超市也有售卖。

- **营养酵母：** 你可以在健康食品店的营养补充品区找到这个产品。
  营养酵母可以溶解在许多食物中，比如意大利面酱、快炒食物、
  砂锅菜和汤品等，能给食物增添一种类似奶酪的风味。它和啤酒
  酵母或面包酵母不一样，后两者有苦味。营养酵母又分雪花片或
  是粉末状，雪花片质地较佳，用途也比较广泛。

- **新鲜水果：** 新鲜水果是一种完美的点心，身边最好随时准备。新
  鲜水果的保存期限不长，选择你爱吃的种类尽快吃完。

检查成分表

检查成分表时要注意两点。首先，确认没有动物性产品的衍生物，常见的有奶粉、乳清、酪蛋白（和许多种酪蛋白衍生物，如酪蛋白酸钠）、蛋制品和明胶。还要小心部分氢化植物油，这种油脂和饱和脂肪一样危险。

对于一些听起来好像很健康的食品，有时大家就会希望能破例食用。例如蜂蜜这几年名声大噪，就是因为媒体发布许多不符合事实的报道。但就营养而言，蜂蜜就是单糖，对健康没有任何益处。蜂蜜和橄榄油一样，营养价值都被广告过度宣传了。

然后，请检查营养成分表。理想的情况下，食物的每一分量不能有超过 2 克的脂肪，而且必须零胆固醇。如果胆固醇含量不是 0，那样的产品一定含有某种动物性产品的衍生物。相比之下，植物则完全不含胆固醇。

检查成分表好像很麻烦，但每一样产品你只需检查一次就够了。一旦你找到符合标准的产品，就没有必要检查第二遍。另外，简单的食物也不需要看成分表。从来没有人检查香蕉或梨的成分表，买一盒冷冻菠菜或一袋白腰豆也没必要看成分表，因为这些食物都只有一种原料。

解决不健康的食物

现在你的厨房货架上和冰箱里已经摆满平日都用得到的健康食材。如果厨房里还藏着几样没那么健康的食物，那该怎么办呢？

很简单！让它们消失。你可以拿去送人，或是拿来喂猫、喂狗。身边绝对不要有吸引人的"坏"食物，那只会对你造成不必要的诱惑。

事先计划

坚持享用健康的饮食到最后将会习惯成自然。但是目前你必须花时间好好地想一想，午餐和晚餐你通常在哪里吃，吃什么？其实，健康的食物一定找得到，只是因为现在大众文化都推崇不健康的口味，才变成得要费一番功夫才能发现健康的食物。

就位、准备

　　如第 4 章所述，最好是挑出 3 周的时间，然后全心全意投入这项新饮食计划，这段时间最好要有坚定的意志力来迎接这个转变。如果你的职业是会计师，那么 4 月 14 日（美国报税截止日前一天）就不是一个好时机；如果你是学生，考试周就不是好选择。但是一旦你确定好时间，就要全身心地投入，百分百执行这个改变饮食的计划，尽全力遵循 3 大原则，而且从头到尾彻底执行。

　　你已经了解基本原则及执行方式了。在接下来的几个章节中，我们将讨论几个特定的健康问题，以及你可能会遇到的状况，我会提供许多处理这些问题的技巧。

⑥ 比控制卡路里简单

边瘦边远离糖尿病的饮食秘诀

当身边准备好正确的食物时，你吃的热量和分量都会自动落在控制范围之内！

如果你一直设法减重，现在让我告诉你如何运用简单、有效且不再复胖的方法来达成目标。对所有人来说，甩掉多余的体重都非常重要，对糖尿病患者来说更是如此。首要的原因是，减重会提高你的胰岛素敏感性。**减掉越多脂肪，细胞对胰腺分泌的胰岛素就越敏感。尤其是减掉腹部的脂肪，效果更加明显。**

减轻体重也能降低胆固醇和血压。而且当你的身体脂肪变少，运动就变得容易多了，你也会更愿意运动。你的关节，特别是膝关节，会非常感谢你。

不用说也知道，有许多方法都可以减重，比如美国糖尿病协会的饮食指南，对某些人来说就很有效，但是也有许多人觉得这份指南很难坚持执行，因为需要限制热量的摄取。假设你平常需要摄取 2000 卡路里的热量，美国糖尿病协会的饮食指南要求只能摄取 1500 卡路里的热量，这样的规定很快就会让你失去动力。假如你在晚上8点的时候感到肚子饿，而当日已经摄取了1500卡路里的热量时，你只能饿着肚子上床睡觉。放心！本书建议的饮食计划绝对不会发生这种情况。

低碳水化合物饮食法对任何人来说，都有可能酿成一场健康大祸，对糖尿病患者来说更是危险，这种饮食法通常只能带来短期的减重效果，一般人很快就复胖了。

低碳水化合物饮食法对健康还会产生无法预料的负面影响，研究指出，超低碳水化合物饮食者，他们的坏胆固醇明显上升，有些研究参与者还因为坏胆固醇的异常升高，最终被迫停止这项实验计划。

更有甚者，低碳水化合物饮食法的蛋白质摄取量通常都非常高，这种饮食法提倡摄取动物性蛋白质，这对肾脏的伤害尤其大。在"护士健康研究"中，哈佛大学的研究人员追踪了1624位女性参与者，他们特别注意那些在计划开始时，肾脏功能就已经衰退的女性。研究结果表明，女性摄取的动物性蛋白质越高，肾脏功能衰退的速度也越快。40%的糖尿病患者的肾脏功能都已经出现衰退的情况，更应该避免肾脏功能继续衰退——我强烈反对所有摄取动物性高蛋白的饮食法。

如前所述，这类饮食法认为避免碳水化合物是控制血糖的关键，然而这样的理论已经过时了。前面已经提过，以米饭、面点和其他碳水化

唯一会提高胆固醇的减肥法——低碳水化合物 + 高蛋白饮食法

体重减轻会降低胆固醇值。平均而言，体重每减轻0.45千克，胆固醇值就会降低1个点（也就是0.05毫摩尔/升），所以大部分的减重饮食法都有助于降低胆固醇值，但低碳水化合物饮食法却是一个例外。这个饮食法导致脂肪和胆固醇升高的可能性很大，以至于每3位超低碳水化合物饮食者中就有1位的胆固醇值上升。有些人的胆固醇值急速飙升，结果引发了严重的心脏病。因此我们不应该尝试任何低碳水化合物 + 高蛋白饮食法。

合物为主食的国家，他们的肥胖症和糖尿病的发生率都相当低。低碳水化合物饮食法虽然能带来短期的减重效果，但是我们可以采取更健康的方式，以达到持续的减重效果。

健康的减重策略应该把焦点放在选择正确的食物类型，而非食物的分量上。当你身边准备好正确的食物，热量和分量都会自动落在控制范围之内，自然也就能达到的减重效果。

有效的减重饮食法

2005 年，我的研究团队测试了一种新的、有效的减重饮食法，参与者是有中度到重度肥胖问题的女性，大部分参与者都试过各式各样的减肥法：低卡路里饮食法、低碳水化合物饮食法、卷心菜汤减肥法和几乎其他所有市面上的饮食法。

和大多数人一样，这些参与者都觉得很难坚持执行这些饮食法，而且就算一开始减轻了体重，也很快就复胖了。我们的做法不一样，本饮食法不包括卡路里计算，甚至不包括运动。为了达到研究目的，我们希望独立研究饮食能产生的效果。

参与者很快就减重成功了，而且大约 1 周减掉 0.45 千克，接下来每一周都以同样的速度持续减重。当我们让糖尿病患者采取同样的饮食法，发现仍然有相同的效果，在 12 周的实验期间，参与者平均减掉 7.3 千克。

这种饮食法为什么会特别有效呢？

首先，我们要知道食物的热量藏在哪里。鸡将多余的热量贮藏在鸡脂肪里，牛将多余的热量贮藏在牛脂肪里，鱼则将多余的热量贮藏在鱼脂肪里。**身体的脂肪——不管是在人类或是动物身上，都**

负责储存热量。

如果你从鸡腿或鸡翅中取出一点脂肪，然后把它送到实验室分析，你会发现每1克鸡脂肪，有9卡路里的热量，这是很高的数值，比每1克碳水化合物的热量，如米饭、豆子或地瓜中淀粉的热量要高出1倍多。米饭、豆子或地瓜这些食物中每1克碳水化合物只有4卡路里的热量，这也难怪以米饭或其他植物性食物为主食的国家的人，身材通常都比较清瘦。

所有的亚洲国家和非洲农村地区，传统的饮食基础都是建立在米饭、其他谷类、根茎类蔬菜和各式各样的豆类上，这些食物不但令人有饱足感，且卡路里相对北美洲或欧洲地区的传统饮食而言也比较低。

当然，在北美洲或欧洲这些以肉类和乳制品为主的地区，情况就大不相同了。肉类和乳制品中的脂肪被动物用来储存多余的热量，这造成了这些地区随处可见的体重问题。如果你想要避免摄取过多的卡路里，那么只要避免摄取动物囤积在脂肪里的高浓缩热量，就能够达到理想的效果。

秘诀38
糖尿病 Out
蔬菜的血糖生成指数几乎都很低，马铃薯例外，勿吃太多。

4大饮食原则减肥步骤

1. 避免吃动物性食物。若你完全不吃鱼肉、鸡肉、牛肉、乳制品和所有其他动物性食物，你就能将动物性脂肪摄取量降至零。与此同时，你自然就会用高纤维食物来取代毫无纤维的动物性食物。

2. 将植物油用量减到最小。如果你的厨房里有一罐食用油，请把它丢掉。有比油炒更简单且更棒的烹调方式（请见第215页）。另外要限制坚果、橄榄、牛油果和全脂的大豆制品的摄入。

3. 多吃高纤维食物。主食改吃豆类、蔬菜、水果和全谷类食物。

4. 为了获得充足的营养，请每天服用符合标准的复合维生素。

因此：

第一步是要避免吃动物性食物。

如果能做到这点，你自然就能摆脱所有的动物性脂肪。

第二步是要将植物油的用量减到最小。

豆类、全谷类、蔬菜、水果和大部分其他植物性食物的脂肪含量都非常低。但是有几样例外，坚果、橄榄、牛油果和一些全脂大豆制品的脂肪含量非常高，所以你也要尽量减少食用这些食物。

你要特别提防炒菜用的或沙拉酱汁里面的植物油。有些人主张植物油比动物油健康，这在某些方面看来是没错，植物油的确含有较少的饱和脂肪酸，而饱和脂肪酸会造成胆固醇升高、乳腺癌风险提高，并使胰岛素抵抗更为严重。然而，若是针对体重问题而言，植物油和动物油基本上是一样的——每1克植物油的热量和动物油一样都是9卡路里。

第三步是强调摄取高纤维食物。

糙米这种谷类的外层覆盖着一层薄薄的纤维，所以它的颜色是棕褐色。为了制造白米，制造商会将这层外壳碾去，但是如果谷类能保留完整的形态，对健康更为有益。纤维以前也叫粗粮，容易让人产生饱足感，所以你在饭后自然会感到满足。

如第4章所述，若在每天饮食中加入14克纤维，平均可以减少大约10%的卡路里摄入量。其背后的道理其实非常简单：高纤维食物会快速占据胃的空间，你很快就会吃不下其他食物了。以前想减少摄取热量，只能单纯倚靠意志力，纤维却能让你自然而然地少吃。

最丰富的纤维来源是豆类、蔬菜、水果和谷类。虽然早餐麦片的广告总是大力宣扬谷类是最佳纤维来源，但你会发现，豆类和大部分蔬菜的纤维其实比谷类的多。不管纤维含量如何，这些高纤维食物都有助于增加纤维摄取量。每天纤维摄取量的目标至少是40克。但要注意一点：

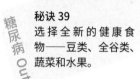
如果你平常没有吃高纤维食物的习惯，特别是豆类，
请试着逐步增加摄取量，给肠胃一些时间适应。第 9
章将介绍一些避免消化道问题的技巧。

在第 7 章，我将教你利用快速纤维分数表来检查纤维摄取量。

让我们总结一下：想要减轻体重，你必须去除动物性食物，限制植
物油的使用量，并且摄取高纤维食物。蔬菜、水果、全谷类和豆类完全
符合条件。

健康菜单的成果

现在你大概知道餐盘里要摆些什么食物了，因为减重者该做的饮食
改变和糖尿病患者为了控制血糖而做的饮食改变几乎一模一样。早餐可
能是先吃素香肠或素培根——用大豆或小麦做成的素肉，再吃一大碗的
燕麦粥，或是一些新鲜水果。你必须拒绝培根、鸡蛋，以及贝果，因为
贝果的纤维一般已经被去除了。

午餐可以是一份三明治，用黑麦面包夹着番茄切片、生菜和即食素
肉片，通心粉沙拉亦可。

晚餐你不妨试试番茄汤或豌豆汤，再加一盘快炒蔬菜。这样做就能
避免吃进动物性脂肪，吃进很少的植物油，并从健康的蔬菜中摄取丰富
的纤维。

讲到两餐之间的小点心，苹果和香蕉就很符合我们的食物选择标
准，而薯片或坚果的脂肪含量过高，不宜食用。你会在附录Ⅰ"菜单和
食谱"部分看到更多新鲜的点心。

这些不是健康的食物

几年前，当我在做一项饮食和减重的研究的时候，我发现几位参与者正大口享用着甘草扭扭糖（Twlzzlers），那是一种红色的糖果，形状和甘草一般又长又卷。当我询问他们为什么要吃糖果时，他们回答该食品符合低脂纯素的标准。原来，在甘草扭扭糖包装纸上，就印着这样一段可爱的广告词：

"你知道吗？甘草扭扭糖是低脂糖果哟！你猜对了！你最爱的扭扭糖，从以前到现在都是低脂哟！成分完全相同，还是一样好吃！"

你如果看看原料表就会发现成分的确完全相同，依旧是玉米糖浆、面粉、白砂糖、玉米淀粉、部分氢化大豆油脂和人造香料。它和其他糖果一样，没有一种成分是身体所需的。这种食品因为没有让你产生饱足感的纤维，所以很容易就使你吃进太多的热量。

如果你的食品架子上还有甘草扭扭糖或其他类似的糖果，最好思考本计划的第 3 项原则：我们选择的食物，不只满足纯素和低脂的条件，还必须属于低血糖生成指数食物。糖的热量虽然低于脂肪，但是它所提供的热量还是超出你的身体所需。

范斯 6 个月就减重 17 千克

当范斯参与实验计划时，他希望将体重降至 95~102 千克。他的初始体重是 125 千克，他非常努力地实施本计划，完全不去担心卡路里或食物分量，只是特别注重食物类型的选择。他吃的每一样食物都是纯素且低脂的，为了正确衡量饮食的疗效，他同意在前 6 个月不进行额外的运动。

他的体重开始降了下来。3 个月后，他的体重已经变成 114 千克，也就是 12 周减掉 11 千克。他的朋友们都注意到他的转变，很多人还问他减重的秘诀。6 个月后，他的体重变成 108 千克；14 个月后，他的体重已经降至 98 千克。

不用计算卡路里，南希瘦了 19 千克

南希一开始的体重是 89 千克。她和范斯一样都改变饮食，为了单独测试饮食改变所带来的效果，她也维持和以前一样的运动量。实验 3 个月后，她减了 6.3 千克；6 个月后她减了 11 千克；14 个月后，她的体重已经降至近 70 千克——即使不用计算卡路里也减了将近 19 千克。

神奇的食物

这些简单的食物（如豆类、谷类、蔬菜、水果）有着神奇的效果！它们不但帮助你从日常饮食中减去几百卡路里的热量，还引起细胞内部根本性的改变。

如同第 2 章所述，临床研究表明，这些食物能够提高饭后热量燃烧率。其原因在于，随着饮食的改变，你的胰岛素敏感性也提高了。也就是说，葡萄糖现在更容易进入细胞被燃烧成热量，而不会一直在血液里堆积。虽然饭后卡路里燃烧量不是特别高，但餐后卡路里可以持续燃烧约 3 小时，整体而言还是增强了减重效果。

让大脑感到饱足的"体积原则"

美国宾夕法尼亚州立大学的研究员芭芭拉·罗兹（Barbara Rolls）博士提出了一种控制食欲的新方法，叫作"体积原则"。她的实验主要调查是什么让我们感到满足，也就是我们吃完饭后会有饱足感的原因，此实验还表明应该如何计划饮食，以提早带来饱足感。

令人惊讶的是，**让我们放下筷子的不是摄入多少的卡路里，也不是吃进几克的碳水化合物或蛋白质。真正的决定因素是我们吃进食物的重量。**这就好像你的胃里有一个体重秤，一旦它称出了某个数值，它就会向大脑发出吃饱的信号。

我们每天吃的食物总重量都差不多，如果某一天你吃进食物的重量比平常轻一些，你的胃就会引导你多吃一些。

可以从中总结出有效的减重策略：若你吃的食物中含有许多水分，例如汤或水果，"胃里的体重秤"就会感受到较大的重量，从而发出信号，降低食欲。因为这些食物的重量大部分来自水，而水又没有热量，所以能够减少你一整天所摄取的总热量。

芭芭拉·罗兹博士用"能量密度"来描述食物中的总热量。含水多的食物属于低能量密度，换句话说，每一克低能量密度食物中含有很少的卡路里。

如果我们应该挑选水分多的食物，有哪些是比较好的选择呢？下面是一些建议。

- **汤**：喝汤很容易饱，并且热量通常很低。请选择清淡的低钠汤，避免有奶油的浓汤。
- **沙拉**：在沙拉里添加番茄、鹰嘴豆、小黄瓜、甜椒和其他蔬菜，就是一道低卡路里的正餐。请使用脱脂蘸酱、柠檬汁或苹果醋调味，避免使用一般含油的蘸酱。
- **水果**：苹果、甜橙及梨，与其他水果相比稍重，同时热量更少。
- **蔬菜**：几乎任何一种蔬菜都是好选择。在沙拉或砂锅菜里面添加大块蔬菜会让总体积变大。
- **豆类**：可以是墨西哥式辣味炖豆子或砂锅菜。

- **全谷类**：米饭比年糕好，意大利面比面包好。

    在这两个例子中，米饭的主要成分是水，所以容易让人产生饱足感；面包中含有许多空气，比较不容易让人产生饱足感。

在三餐中多添加上述这些食物能加快减重的速度，但有一个重要的前提是：基于某种原因，**光喝水并不能降低食欲。胃在遇到沉重的食物时，会导致食欲降低，但它遇到水时，却不会启动这个机制。**

芭芭拉·罗兹博士用一项有趣的实验来证明这个理论。在第 1 个实验中，她邀请参与者先吃一点砂锅菜当开胃菜，再测量他们午餐摄取的热量。实验结束，参与者午餐平均摄取了 400 卡路里的热量。在第 2 个实验中，参与者在吃砂锅菜当开胃菜时，顺便多喝了一杯水，结果却发现，就算加喝一杯水，他们的午餐摄取的热量依旧是 400 卡路里。换句话说，额外喝一杯水并没有什么效果。

然而，在第 3 个实验中，她把那杯水倒进砂锅菜里做成一碗汤，之后再测量参与者摄取的热量，结果参与者午餐摄取的热量竟不到 300 卡路里，那碗汤成功让参与者降低了食欲。

含水量高的食物对减重有益，同时你最好远离油脂或空气含量高的食物。虽然高脂食物，如肉类、奶酪、薯片和洋葱圈，也有令人饱足的作用，却含有极高的热量。你应该还记得，每 1 克脂肪有 9 卡路里的热量。

空气含量多的食物，例如吐司脆片、椒盐脆饼和面包，虽然热量不是特别高，但是吃再多也不会让你有饱足感。所以控制食欲的关键在于挑选热量低又容易饱的食物。

符合体积原则的食物

下面是一些小技巧，你可以用来降低食物的能量密度。

- 选择新鲜水果或传统燕麦粥当早餐。
- 沙拉中加进大块蔬菜，用脱脂蘸酱、柠檬汁或苹果醋调味。
- 汤类选择以清汤为底的较佳，避免以鲜奶油为底的汤品。
- 在吃零食或甜点时，选择新鲜水果，避免干燥水果。记得水果比饼干或椒盐脆饼好。
- 在酱汁或比萨里加进大块蔬菜，比如西葫芦、南瓜、甜椒、洋葱或茄子。

有一个简单的方法可以检查超市售卖食品的能量密度：只要看看成分表即可。**如果食物每一分量的卡路里少于它的克数，那就是一个好选择。**例如，一罐黑豆的成分表可能写着每一分量有 90 卡路里，重量则是 122 克。因为热量小于重量，所以黑豆是不错的选择，它属于符合体积原则的食物。一罐菠菜每一分量有 30 卡路里，重量为 115 克，也是体积原则的"常胜军"。这些食物每一克的热量都小于 1 卡路里，所以在摄取过多热量之前，你就已经吃饱了。

那么去皮鸡胸肉呢？每一分量有 173 卡路里，重量为 100 克。因此它不是一个好选择，既不是纯素，脂肪含量也不是特别低（有 23% 热量来自脂肪），每一分量的卡路里远大于它的克数。

面包每一分量有 80 卡路里，重量为 32 克。虽然热量不高，重量也相当轻，所以很难令人产生饱足感。因为它的卡路里大于克数，所以对减重不是特别有帮助。

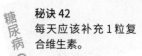

　　我并不是建议你放弃本书其他原则而只遵守"体积原则"。我的用意是要你在遵循 3 大原则之外，同时搭配使用"体积原则"，这样你的新菜单会为你带来更显著的减重效果。在挑选符合本书原则的食物时，如果能同时考虑"体积原则"，你将会找到最有饱足感而且热量最低的食物。

　　再次强调，本原则重点在于降低食物的能量密度，也就是通过选择天然含水量高的食物来达到迅速降低食欲的目的。

减肥停滞期怎么办？

　　每个人减重的速度都不一样。以我们使用的这种低脂纯素饮食法来说，减重的速度大约是一周 0.45 千克。同时降低的还有胆固醇，体重每减重 0.45 千克，胆固醇就会降低 0.05 毫摩尔 / 升。若同时进行运动，减重速度还会加快，效果会根据运动的程度产生变化。

　　你也许会发现减到某一特定的体重时，会进入一段停滞期，体重难以继续下降。如果出现这样的情形，你必须检视自己的饮食能否继续改进，例如消除一些隐藏在食物中的油脂，或是增加纤维的摄取量。

　　我们的身体似乎会依照饮食中的脂肪含量来决定何时进入停滞期。也就是说，如果降低饮食中的脂肪含量，你的体重会继续下降，然后又进入停滞期。如果再一次降低饮食中的脂肪含量，那么你会迈入下一个阶段的停滞期。

　　增加纤维的摄取量也有类似的效果。现在，请利用快速纤维分数表（第 127—128 页）来检查一下你的一天纤维摄取量吧！如果你一天摄取纤维少于 40 克，不妨试着在饮食之中多添加一些蔬菜、水果和全谷类。你会发现，高纤维和低脂的结合，将有助于你减掉多余的体重。

不要急，慢慢来

假如近几年你的体重一直在增加，现在请让它缓缓地下降，但不要为了快速见效而故意饿肚子。如果你采取最佳饮食并配合规律运动，那么体重自然会下降。慢慢地你不但会变得更苗条，也会变得更健康——你的胆固醇值和血压也会跟着血糖一起降低。

再次提醒你，一定要和医生保持密切的联系，这样在你重获健康的同时，药量也可以得到适当的调整。

追踪你的健康状况

不只有血糖要注意

> 改善饮食和生活习惯之后,你就不用每天为身体各项数字
> 而担心惶恐,检查都会变成例行公事——只是确定一切都很
> 健康。

本章我们将探讨如何利用各项检查来追踪你的健康状况。第一项
"血糖控制"尤其重要,本章将有助于你依照本计划循序渐进。我们会
先讨论血糖控制,再研究其他追踪身体健康状况的方法,例如检查体
重、血压、眼睛和足部等。

最重要的血糖控制

监测血糖对控制糖尿病病情来说非常重要。美国衡量葡萄糖的单位
是"毫克/公合",其他大部分国家则是采用"毫摩尔/升"。

**如果你患有 1 型糖尿病或正在使用胰岛素治疗 2 型糖尿病或妊娠糖
尿病,你应该每天至少测量 3 次血糖,或是依照医生指示进行测量。假**

如你患有 2 型糖尿病，且正在使用口服药物，那么对你而言，并没有所谓最佳测量频率。然而，还是有一项通用法则：若是你有任何饮食、药量、运动量或健康状况上的改变，须更加频繁地测量血糖。

告知医生你即将做出的改变，并和医生讨论该如何处理血糖过高或过低的情况，因为当你开始采取健康的饮食时，血糖值很可能会快速下降。

如果你正在使用糖尿病药物，特别是胰岛素或激发身体分泌胰岛素的药物，那么对你而言，定期的血糖检测尤为重要，原因在于这些强力的药物有降低血糖的作用。由于你现在正开始进行一项新的、强大的饮食计划，饮食疗法和药物疗法（有时候再加上运动）的相加效果，可能会导致你的血糖降得太低。

我知道你可能会认为那是不可能的事！如果医生曾经说过你的血糖过高，现在当然很难想象它有可能会降得太低，但是这的确有可能——强效饮食和药物加在一起的效果可能相当惊人。

事实上，你可能会因为血糖降得太低而颤抖或冒汗（下面列有其他症状），这叫作低血糖症。有些人若做了重大的饮食改变或是剧烈运动，可是并没有同时减少药量，可能会因为血糖骤降至危险的程度而丧失意识，这虽然不是很常见，但有时候会发生。这就是为什么一定要让医生知道你正在做哪些改变，这样医生才能调整你的药量，防止你的血糖急剧下降。

如果你尚未服用任何药物，或是只服用二甲双胍（药品名：格华止）、噻唑烷二酮（Thiazolidinedione）如吡格列酮［Pioglitazone，药品名：安可妥（Actos）］或罗格列酮［Rosiglitazone，药品名：文迪雅（Avandia）］类药物，应该不太会发生低血糖症。

请向医生请教你的药物是否会造成低血糖症。发生低血糖症代表胰岛素敏感性提高，虽然这是个好消息，但也表示你现在使用的药物效用过强，所以应该立刻和医生商讨如何调整药量。如果医生已经决定停药，那就不太可能出现低血糖症。低血糖症的症状包括：

- 颤抖。
- 冒汗。
- 饥饿。
- 焦虑。
- 无力感。
- 心悸。
- 头昏目眩。
- 嗜睡或神智迷糊。
- 讲话困难。

如果你有这些症状，请立刻检查血糖。若你的血糖值降至 3.8 毫摩尔 / 升以下，或是低于医生建议的范围，你必须吃些东西来快速提高血糖。假如你在开车的时候发生这些症状，那么请立刻靠边找个安全的位置停车。如果你暂时无法测量血糖

卡尔的低血糖症故事

卡尔已经持续 5 年使用二甲双胍和格列吡嗪，其早上的空腹血糖值一直都处于 6.6～6.9 毫摩尔 / 升。他改变了饮食习惯，希望不用再服药物。事实上，在他开始本计划不久后，血糖值就开始降低。大概过了 2 周，他的血糖值就降至 5.5 毫摩尔 / 升以下。卡尔很高兴，因为这证明改变饮食果然有效。

一个月过后，在他身上发生了一件特别的事：某天早上 10 点，他突然感到异常饥饿。他原本食欲就不错，但是这种感觉却和以前不一样——他有一种想要狼吞虎咽的感觉。在接下来的几分钟里，他开始颤抖、冒汗。他想："没错，这就是医生提醒我有可能发生的现象。"于是他马上检测血糖，发现数值是 3.6 毫摩尔 / 升，这比医生要求保持的范围低了许多。他赶紧喝了一杯甜橙汁并提前吃了午餐。

之后他联系医生，医生把格列吡嗪的药量降低。在接下来的数周，又数次出现类似的现象。最后医生决定完全停药。

后来，卡尔早上的空腹血糖值都持续稳定在 4.4～5 毫摩尔 / 升。他不仅不用再服用格列吡嗪，也没有再发生过低血糖症。

或者不确定数值情况，请假定它已经太低，立刻吃些东西——可以选择葡萄糖片。

药房都有售卖葡萄糖片，最好把它放在皮包或行李箱里随身携带，也可以放在车里的小置物箱中。若你的血糖值低，就必须服用 15 克的葡萄糖片。如果你的葡萄糖片每个含有 4 克葡萄糖，请一次服用 4 个。以下是一些其他不错的建议。

- 1/2 杯水果汁。
- 1/2 杯一般软饮料（非减重用）。
- 5～6 块硬式糖果。
- 1～2 茶匙糖。

15 分钟后，请再次测量血糖。如果还是低于 3.8 毫摩尔 / 升，就要再多吃一份。再过 15 分钟，请再测量血糖。假如离正餐时间不到 1 小时，你可以直接吃正餐；如果离正餐时间还很久，就吃个点心。

记得随身携带葡萄糖片或能快速补充能量的食物，以便应付紧急状况，也可以佩戴医疗辨识用手环。另外，运动时要特别注意血糖变化，因为运动会导致血糖下降。

低血糖症也有可能在睡眠中发生，注意下面一些症状。

- 做噩梦或突然大叫。
- 发现睡衣或床单被汗沾湿。
- 睡醒时感到特别疲惫、迷糊或易怒。

如果出现这些现象，你可以自行检查是否发生了夜间低血糖症。做法很简单，只要把闹钟设定在凌晨 2 点或 3 点，然后连续几晚在固定时间测量血糖，再和医生讨论是否调整药量。

发生低血糖症并不代表你的饮食有问题，其实应该是你正在服用的药物对你来说过量了。这时候你应该和医生联系，他会帮你调整药量，甚至停用一种或一种以上的药物。在发生低血糖症的当天，就要尽快联系医生，不要拖延，因为如果没有及时调整药量，低血糖症很可能会再次发生。

追踪血糖可以使用记录本或如下表格。

血糖值						
日期	药量	起床后	早餐	午餐	晚餐	睡前
			/	/	/	
			/	/	/	
			/	/	/	
			/	/	/	
			/	/	/	
			/	/	/	
			/	/	/	
			/	/	/	
			/	/	/	

注：在用餐前检查血糖特别有帮助。在斜杠左边标记饭前血糖值，在斜杠右边标记饭后血糖值。

了解你的血糖值

血糖值就像股票市场，虽然一般都有固定的走势，但有可能每天都出现波动。某些状况会引发血糖突然上升——任何疾病或感染都有可能使血糖骤升，甚至是轻微的上呼吸道感染或脚部擦伤。压力也会使血糖上升，这是和压力有关的激素作用使然。

血糖波动是很正常的现象，可是如果你的血糖值每天都持续很高，那会导致糖化血红蛋白值上升，增加并发症的发生风险。美国糖尿病协会建议糖尿病患者对照下列糖尿病血糖数值标准来衡量。

- 空腹或饭前: 5～7.2 毫摩尔 / 升。
- 饭后 1～2 小时: 10 毫摩尔 / 升以下。
- 睡前: 5.5～7.7 毫摩尔 / 升。

黎明现象和索莫吉反应（反弹性高血糖）

你有时候可能会感到很惊讶，早上的血糖值竟然比睡前还要高，或是天未亮时起床先量了一次血糖，然后重新睡觉，等到睡醒后发现血糖值比拂晓之际的数值还要高，睡回笼觉时竟发生了血糖升高的现象。

为什么会这样？这和你梦中的小糖果一点关系也没有。事实上，你的身体会一直监控并调整血液中的葡萄糖。葡萄糖对身体的运作很重要，尤其是大脑，当血液中的葡萄糖含量有点低时，身体会自动增加。一般在 5 点到 9 点，激素［人类生长激素、皮质醇（译注：可的松）、儿茶酚胺］会促使肝脏释放葡萄糖到血液之中，这些激素也会干扰胰岛

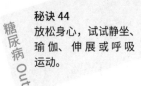
素将葡萄糖从血液中移除的过程。这种现象被称为黎明现象，血糖会明显升高。

使用长效型胰岛素的患者有时候会发生类似情形，可能半夜血糖突然降到很低。譬如，假设你有一天忘记吃每晚固定的消夜，结果服用的胰岛素会迅速降低血糖。和黎明现象一样，此时你体内的激素会试图弥补过低的血糖，于是血糖值便会升高，这叫作索莫吉反应。它和黎明现象不同之处在于：它是由半夜血糖过低引起的。

虽然你的身体能自己控制血糖，但这套系统并不是非常精确。不管你的身体如何努力维持血糖的稳定，血糖波动的现象还是会发生，而且有时候会出现无法解释的波动。

糖化血红蛋白

如第 1 章所述，衡量病况进展最主要的工具是糖化血红蛋白。**你必须每 6 个月检查 1 次糖化血红蛋白值，但若是饮食、药量、健康方面有变化或是前一次数值过高，就必须每 3 个月检查 1 次。**数值低代表你控制得不错，你可以参考美国糖尿病协会制定的标准——大多数糖尿病患者的糖化血红蛋白值应该低于 7%，如果你没有出现低血糖症的症状，你的糖化血红蛋白值可以低于 6%。很可惜的是，美国只有少数的糖尿病患者能够把糖化血红蛋白值降到 7% 以下。

一般的糖尿病口服药物能将糖化血红蛋白值平均降低 1% 或更多。饮食疗法对糖化血红蛋白的作用受你原本的血糖控制状况、遵照饮食原则的情况，以及减去的体重的影响。其他如运动、基因等也都会影响其数值。

在短期的研究实验中，有些患者的糖化血红蛋白值在 6 个月内减少了 3%～4%，这是我曾经看过的最大的变化幅度，发生于糖化血红蛋白值原本就较高（9%或10%）的人身上。如果糖化血红蛋白值原本是 7% 或 8%，那降低的幅度为 1%～2%，此时若尚未达到正常范围，而又再继续减轻体重，糖化血红蛋白值则有可能还会再降低。

糖化血红蛋白值越高，罹患循环系统疾病的风险也就越大。有证据表明，保持较低的糖化血红蛋白值有助于眼睛和肾脏的健康，且可以避免患神经方面的疾病。

就心脏健康而言，糖化血红蛋白值若增加 1%（从 7% 增加至 8% 或从 8% 增加至 9%），代表未来 10 年发生心脏问题的风险会升高 20%。换句话说，假使原本你在未来 10 年发生心脏问题的概率是 10%，而糖化血红蛋白值在这 10 年间又增加了 1%，那风险会变成 12%。如果糖化血红蛋白值增加 2%，那风险会变成 14%，以此类推。

这些统计数字告诉我们糖化血红蛋白值很重要，糖尿病患者要尽可能把它降低到健康值。然而，糖化血红蛋白值并非保持健康唯一的因素。为了防止糖尿病损害心脏和血管，你还必须密切注意血压、胆固醇和体重。医生应该和你一起追踪这些数据，这也是他应尽的责任。

果糖胺

果糖胺是衡量血糖控制的中期指标。糖化血红蛋白值反映 8～12 周内的血糖控制状况，而果糖胺是反映 3 周内的状况。和一般血糖检测或糖化血红蛋白检测比起来，医生比较少用果糖胺作为依据。但是假如你近期内一直更改药量，医生有可能就需要依据果糖胺来作判断。

胆固醇

你的医生会定期检查你的胆固醇，至少一年一次。

如第 12 章所述，胆固醇过高会伤害心脏、主要血管，以及眼睛和肾脏的脆弱的血管。下面是关于胆固醇的数值标准。

- **总胆固醇值**：总胆固醇值应该控制在 11.1 毫摩尔 / 升以下，但是你定的目标应远低于这个数值。

  首要的原因是，美国人平均的总胆固醇值为 11.3 毫摩尔 / 升，却有半数的美国人死于心脏病，所以你当然不会希望自己的总胆固醇值接近平均值，最好能够远低于这个数字。大规模人群研究表明，除非数值已经低于 8.3 毫摩尔 / 升，不然在一般情况下，**总胆固醇值越低，罹患心脏病的风险也越低。因此我的建议是把目标定为 8.3 毫摩尔 / 升。**

- **低密度脂蛋白**：低密度脂蛋白也常被称作坏胆固醇，因为它会增加你患心脏问题和其他血管并发症的风险。

  如果你患有糖尿病，坏胆固醇值应该要低于 5.5 毫摩尔 / 升，而现在有很多科学家希望能采取比较严格的标准，包括将患心脏病高风险的目标设置为 3.8 毫摩尔 / 升。有些权威学者甚至认为，不管坏胆固醇的初始数值是多少，所有人都应该将坏胆固醇值降低 30% ～ 40%。随着坏胆固醇值下降，患心脏病的风险也跟着降低，除非你的数值已经低于 2.2 毫摩尔 / 升。

- **高密度脂蛋白**：高密度脂蛋白也叫好胆固醇，因为它会将胆固醇带出休外。一般说来，好胆固醇值越高越好。

  目前女性的好胆固醇建议值为 3.05 毫摩尔 / 升以上，男性的则为

2.5 毫摩尔 / 升以上。然而，有些医生判断的依据是好胆固醇占总胆固醇的比例，从这个角度来看，好胆固醇必须至少占总胆固醇的 1/3。假设你的总胆固醇值是 8.3 毫摩尔 / 升，健康的好胆固醇值应该要在 2.7 毫摩尔 / 升以上。对许多采取健康饮食方法的人来说，这种判断数值的方式较有意义，因为他们的胆固醇值，不论是好胆固醇值还是坏胆固醇值都很低。

- **甘油三酯**：甘油三酯是血液中微小的脂肪碎粒，正常的甘油三酯数值为 8.3 毫摩尔 / 升以下。

检查你的肾脏健康

由于肾脏很容易受到糖尿病的影响，医生至少会为你一年做一次尿液检查以衡量肾脏健康状况，目的是判断蛋白质是否从肾脏流失，特别是一种叫作白蛋白的蛋白质分子。

白蛋白如果在尿液中出现——这表明肾脏已经受到糖尿病的影响，无法保留白蛋白。在 24 小时内，若肾脏流失超过 30 毫克的白蛋白，就是不正常的现象。医生也会通过检查你的肌酐值来估计肾小球滤过率，并为你解释检测的结果。若要更了解影响肾脏健康的因素，请参考第 13 章。

其他常规生化检验

你的医生可能还会做一些其他测试来追踪你的身体状况，以下是 2 项常用的检查。

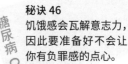
- **全血细胞计数（CBC）**：这项检查显示你的血液细胞状态。许多糖尿病患者会有贫血症状，也就是他们的红细胞数量太少。医生可以根据全血细胞计数值来检查红细胞的数量，以及其他血液细胞的状态。如果你的血液细胞数量太少，医生会进一步检查原因，有可能是许多因素造成的，包括肾脏疾病、缺铁、药物作用或不正常的出血等。

- **血液生化检查**：常规血液生化检查用于评估整体的健康状况，特别着重评估肾脏和肝脏的状况。医生也可以根据检查结果来判断药物是否会对身体产生副作用。

即使有一项生化检查不合标准，也不用因此感到绝望，这只代表你必须采取行动来解决问题。你应该采用最完美的饮食法，并和医生合作设计一套追踪健康的策略。

检视你的饮食

现在换个话题，让我检查一下你的饮食和整体健康状况。让我确定你的饮食是按计划进行的。

- **你的食物是纯素吗？** 若盘子里没有任何动物性食物，连一点点鱼肉、脱脂乳制品和蛋白质都没有，那你的饮食应该符合标准。你选择的应该是零动物性脂肪、零胆固醇和零动物性蛋白质食物。菜单以植物性食物为基础，不但含有高纤维，而且富含健康养分。假如你忘记为何要采取这种饮食计划，请参阅第 4 章。

- **你是否吃的都是低脂餐？** 一定要把脂肪和油脂用量减到最低。请注意坚果和坚果类产品。

- **你的食物是不是低血糖生成指数？** 主要的问题食物是白砂糖、玉米糖浆（加工食品里常见的甜味剂）、白面包或全麦面包（改吃黑麦或德式裸麦面包）和烤马铃薯（改吃地瓜和山药）。

快速纤维检查

快速纤维检查能帮助你评估饮食计划，这是个方便的小工具，我建议你在开始新的饮食计划时，每周做一次快速纤维检查。这个计分方法简单易学，能帮助你快速计算大部分食物的纤维含量，包括超市里几乎任何一项产品。

你也可以检查每天的菜单里是否有足够的纤维量，这不需要花太长的时间，而且能够确保你有足够的摄取量。

首先，在下面这张表格中记录你一整天吃的所有食物和喝的所有饮料。我会解释"纤维分数"列的填法。

你今天吃了多少纤维？

食物名称（一行填一项食物或一项成分）	纤维分数
	总计：_____

其次，在食物旁写下纤维的分数，并统计总分，计分方法如下。

食物种类	分数	分量
豆类	7分	每1分量豆子（每1分量等于1/2杯）或每1分量含有豆子的食物
	3分	1杯豆奶或1/2杯豆腐（都由黄豆制成）
蔬菜	4分	每1分量蔬菜（每1分量等于1杯）
	4分	1个带皮的马铃薯
	2分	1杯生菜
	2分	1个不带皮的马铃薯
水果	1分	中型的水果（如苹果、甜橙或香蕉、1杯苹果酱或1杯香蕉冰沙）
	1分	1杯果汁
谷类	8分	1杯麦片
	4分	1杯煮好的传统燕麦粥
	3分	1杯糙米
	3分	1杯即食的燕麦片
	2分	1份全麦面包或1杯煮好的意大利面
	1分	1杯白米
	1分	1份白面包或1份贝果
	1分	1杯过度加工又添加色素的麦片
苏打饮料、水	0分	

60 秒解读你的纤维分数

- **少于 20 分**：你需要增加饮食中的纤维量。如果保持同样的摄取量，那你会很难控制食欲，而且可能偶尔会便秘。增加纤维摄取量会抑制食欲并降低许多健康问题的发生风险。

- **20 ～ 39 分**：你的饮食中的纤维量已经胜过一般西方国家人们的摄取量。但是如果再多添加一些，比较容易有饱足感，也就能降低热量的摄取量。

- **40 分以上**：恭喜！你的饮食中有足够的健康纤维来抑制食欲并保持健康。摄取足够的纤维量也降低了罹患许多疾病的风险，如癌症、心脏病和消化道问题。

检查你的体重

在影响糖尿病治疗效果的所有因素中，减轻体重是最重要的。请利用第 6 章列举的方法来减重，下面是一些追踪身体状况的小技巧。

- **记录体重**。有些过重的人已经好几年没站上体重秤了，假如你就是其中之一，请再次站上体重秤。你一定要知道自己的体重是否正慢慢减轻，如果没有，就是改变策略的时候了——这通常代表你需要调整饮食。减重有时候很困难，基因的确也有一些影响，可是饮食在你的掌控之内。

- **每次测量都用一样的体重秤**。不同的体重秤测量的数值可能会相差很大。

- **每天在同一时间测量。**一天当中的体重会随着食物和水分的摄取和消耗而升高或降低，通常晚上会比白天重一些。

- **将 1 周减 0.45 千克作为减重的标准。**如果采取本书的饮食计划，没有特别做一些剧烈的运动，那么这大概是你可以达到的成效。速度若是比这个目标慢一点也没有关系，只要体重持续下降即可。

- **不要只依靠运动来减重。**健康的饮食改变可以很轻易地为你减去饮食中 300 ～ 400 卡路里的热量，但是通过运动燃烧同样多卡路里意味着每天需步行或跑步 5 ～ 6 千米。运动很重要，但还是无法代替饮食改变的地位。

追踪血压

维持健康的血压相当重要。你可以想象，动脉里的血压上升不但会伤害动脉本身，还会殃及心脏、眼睛、肾脏和神经。血压过高的时间越久，造成的损害也越严重。

有时候情况恰好相反：血压过高反而是肾脏造成的。这是因为肾脏能够调节血压，肾功能不全会导致血压上升。如果肾脏受到糖尿病的影响，可能就会丧失部分控制血压的功能。

正常的血压应该低于 120/80 毫米汞柱（mmHg），但对糖尿病患者而言，医生会将这个数值调为 130/80 毫米汞柱，如果涉及肾脏问题或其他并发症，数值则会设置得严格些，约为 125/75 毫米汞柱。

请定期测量血压。假如血压不在正常范围内，请检视自己的饮食内容，并和医生商讨是否加入其他治疗方式。后文会介绍饮食如何影响血压。

检查眼睛

至少每年请眼科医生为你检查一次眼睛是否发生视网膜病变，这种眼睛的病变一般无法通过检目镜和验光检查检测。如果发现视力有任何变化，也一定要去看眼科专家。

如果你吸烟，务必告诉眼科医生。没错，医生会教训你一下，但是若你还一直在吸烟，现在还是乖乖听训吧！

检查足部

足部问题在糖尿病患者中很常见。如果没有好好控制血糖，你很可能会出现神经病变——神经受到损害。这会导致你对足部的伤口浑然不觉，伤口的愈合速度也会变慢，可能会恶化并感染。

基于这个原因，你不仅要按照本书原则来改变饮食，也要请医生每年至少为你做一次足部检查。医生检验的方式包括用尼龙纤维来评估你的触觉，以及用音叉来测量你的振动感觉阈值；医生也会详细检查皮肤上的伤口。在乔治·华盛顿大学工作的护士玛丽·艾伦·沃夫（Mary Ellen Wolfe）提供了一个很有用的建议：每次看医生时都把鞋袜脱下来，这样医生就绝对不会忘记检查你的足部。

保持健康

不管你的健康状况如何，都要随时注意血糖值、糖化血红蛋白值和血胆固醇值的变化，当然也不能忽略体重变化，以及眼睛和足部的健康。我的建议是，改善饮食和生活习惯之后，你就不用整日为这些数字担心惶恐，这些检查都会变成例行公事——只是确定一切都很健康而已。

8 随时随地享受新美食

教你简单吃得健康

想在不完美的世界里追寻完美饮食并不容易，有时候你依赖的餐厅、同事，甚至你的家人，可能都对健康食物一无所知或了无兴趣。本章专门讨论这些情况。我会讨论如何在外用餐（如旅行、社交场合）和如何与医生合作，以及和家人应对的问题。当生活向你投出一个曲线球，我会教你如何接招。

轻轻松松去餐厅

在外用餐是生活的一部分，况且你有权和朋友或爱人享受一顿晚餐，而不会影响你健康饮食的节奏。现在许多餐厅都提供很多健康的餐点，只可惜还是有些餐厅没有提供太多的选择。成功在外用餐的关键，通常在于餐厅及菜色的正确选择，下面是一些小技巧。

技巧 1   异国风美食

在地中海国家或亚洲、非洲和拉丁美洲，他们传统
的食物是全谷类、蔬菜、豆类和水果。可想而知，这些地区的糖尿病发
病率比北美洲和西欧地区低很多。若是你懂得撷取这些食物的精华，便
能够在外拥有一场美味又健康的盛宴。

意大利餐厅现在到处都是。餐厅很乐意提供许多健康的食物，比如
番茄红酱意大利面、时蔬豆子汤、豆子意大利面浓汤、沙拉、蔬菜番茄
比萨、烤芦笋和清蒸菠菜等。这些食物通常是现点现做，可以轻而易举
地要求厨师将油量减到最低或不加奶酪。

墨西哥餐厅现在遍布北美洲每一个角落，店里供应豆泥、蔬菜卷
饼、米饭和沙拉。大部分的餐厅都不再用猪油来做豆泥，也很乐意不加
奶酪。如果你想要配料，可以加上番茄莎莎酱。

拉丁美洲的美食也很多样化。古巴和巴西餐厅提供黑豆餐点、米
饭、南美大蕉、沙拉、番茄莎莎酱和其他健康佳肴。

中国餐厅会先送上小菜，如蔬菜春卷、蔬菜锅贴和各种健康的汤
品，请选择清蒸非油炸的种类。点菜时避开肉类餐点，最好立刻翻到有
蔬菜食物的那一页，通常都有很长一列蔬菜餐点可供选择，如豆腐、四
季豆、西蓝花、菠菜和其他健康的食材。中国餐厅和其他大多数餐厅的
缺点在于厨师对油脂用量毫无限制，最好请厨师尽量少放油，并且搭配
米饭食用，糙米更佳。

日本餐厅是健康饮食中的上上选。寿司师傅善于将简单的食材变成
味觉上的盛宴，比如胡萝卜、小黄瓜、白萝卜和地瓜等。食用寿司时可
佐以味噌汤、沙拉、海藻和其他小菜。

泰国和越南餐厅提供许多蔬菜菜肴，包括青菜和豆腐，并附有美味

的酱汁来调味。

印度餐厅则是良莠不齐。虽然许多印度人崇尚素食，而且印度本身也有悠久的素食传统，但他们基本上不限制油脂和乳制品，所以还是属于健康饮食的禁区。如果非要选择印度餐食，你最好选择汤品、饭类餐点和油量最少的蔬菜咖喱。

埃塞俄比亚的宗教团体在一年中的某段时间会遵循纯素饮食，埃塞俄比亚餐厅会供应许多用鹰嘴豆、豌豆、扁豆、四季豆、甜椒和其他美味香料做成的美食。他们很乐意将所有纯素的食物摆在一个大盘子里，这是一份很棒的晚餐。

美式餐厅、家庭式餐厅，甚至牛排屋，都设有沙拉吧台并供应蔬菜餐点。很多餐厅菜单上并未注明提供意大利面，但其实都有供应。

技巧2 大胆说出你的需求

如果菜单上找不到你要的食物，不要害怕提出请求。很多餐厅老板愿意将菜单上的食物做一些变化来满足客人特别的需求。不论你是希望沙拉里不加奶酪或培根片，还是想要点一道蔬菜拼盘，或是希望将肉酱面改成番茄酱面，都可以大胆提出要求。这样一来，你不但能享用到更棒的食物，同时你也让餐厅的管理者更懂得如何接待有类似要求的客人。

正如上面提到的，一般餐厅的厨房通常会使用过多油脂，所以应该向服务员说明你希望的食物烹饪方式，并请厨师将油脂用量减到最低。意大利餐厅通常会用油来炒菠菜和西蓝花，但你可以要求水煮菠菜和西蓝花。亚洲的蔬菜菜肴也可以这样做。

酱汁和调味料都可以请厨师单独放在菜肴旁边，不要直接倒进菜里。面酱、沙拉酱汁、亚洲食物里的褐色酱汁、三明治抹酱与类似酱汁，有需要时再酌量添加。

尽量勇敢提出要求，你绝对不会后悔！

如何在快餐店里吃得健康

当你优先考虑吃健康餐时，没有人会想到快餐。然而就实际情况而言，现在这些大型快餐连锁店其实也发现了健康食品的巨大商机，越来越多的时候，你会在它们的菜单上找到符合健康标准的食物。

比如塔可钟（Taco Bell's）的墨西哥豆泥卷饼，若不加奶酪，不但低脂且纯素。你也可以另外添加番茄、生菜或辣椒。

汉堡王提供一种脂肪含量比店里一般的三明治要少很多的素汉堡，他们也乐意为你提供一块有所有配料但没有肉的素食皇堡。三明治店赛百味（Subway）的素食蔬菜堡和温蒂汉堡的田园口袋饼（不加蘸酱）也都是不错的选择。

丹尼连锁餐厅提供素汉堡。大部分的家庭式餐厅都提供许多以素食为主的小菜，随意组合就能成为一道很棒的蔬菜总汇拼盘。

有些快餐店设有沙拉吧台。只要在盘子里面放一些鹰嘴豆、三色豆子沙拉、圣女果和切片蔬菜，简单的沙拉就变成丰盛的一餐。

同样的道理，想吃到健康食物的方法之一，就是光顾一家大型超市的沙拉吧台，那里健康的食物唾手可得。

南希和范斯的美好经验谈

南希以前经常和喜爱在外享用美食的朋友一起吃饭，我鼓励她多选择各国美食，例如中式、日式、意大利式或泰式。很可惜的是，她的朋友对这些美食没什么兴趣，而且因为知道南希只愿意吃健康的食物，他们甚至觉得有点不自在。

当要和朋友聚餐的时候，若是那家餐厅的菜单比较单一，南希就会在出发前先吃个点心，这样到达餐厅时才不会太过饥饿。在冬天的假期，假如要参加各自带菜的聚会，她就会主动提供一份水果蔬菜拼盘。

在一趟冰岛之旅中，她在行李里装了一些格兰诺拉燕麦棒和无菌包装的豆奶，以备不时之需。结果旅行非常顺利。

她说："有时仍然会禁不起诱惑，特别是当我压力过大或过度疲劳的时候，但最后我还是说服自己不可以投降。"

她觉得应该要认清事情的轻重缓急："你要明白什么对你来说最重要。我不想承受疾病带来的痛苦，当初只是单纯想阻止病情恶化，压根没想过要逆转病情，但我现在却变成这个计划的推广者。越来越多人问我是怎么办到的，我大概已详细描述给 40 个人听过了。"

范斯在外用餐时，他会选择素汉堡、清蒸新鲜蔬菜，以及没有添加奶酪和油脂的意大利面。他在球场面临的挑战最大，他说："我很喜欢看棒球赛或足球赛，可是球场只供应薯条、热狗和碳酸饮料。如果可以自备一份健康的食物，即使是胡萝卜条加一罐水也好，可惜通常球场规定不能自行带食物入场。所以一开始我就只吃些椒盐卷饼、爆米花和无糖饮料。有一次在西雅图的球场，我闻到炸鱼和薯条的味道，那真是令人难以抗拒。"

现在素热狗和素汉堡总算拯救了范斯。虽然这些不算什么精致的美食，但和以前球场供应的食物比起来，已经算是极大的进步，而且越来越多的球场都开始售卖这类素食。

旅行也可以超简单

不管你是采取哪一种饮食方式，旅行的时候总是会面临一大堆挑战。下面一些方法可以帮助你在旅行的时候不会偏离计划。

- **慎选餐厅**：非素食餐厅里其实也有许多纯素餐饮可供选择，特别是异国美食餐厅，甚至一些快餐店也供应纯素餐饮。你也可以上网查询纯素餐厅，去之前要先打电话确认，餐厅说不定已经关门了。然而没有必要局限在这些纯素餐厅，大部分供应外卖的餐厅应该能配合你做出调整。

- **上飞机之前**：当你预订国际航班时（最快在出发前 48 小时），可以先预订一份纯素餐。你不但可以吃到健康的食物，而且通常优先被供餐。如果是搭乘国内航班，你可以先在健康食品店或超市买份便于携带的小点心。

  比如即食素肉片很适合用来制作三明治，而且不容易变质；小包装的豆奶和米浆不需要冷藏。只要准备一盒鹰嘴豆泥加口袋饼、几片新鲜水果、几片迷你胡萝卜、即食汤杯（空乘人员会乐意提供热水）或一份易拉罐鹰嘴豆，这些食物将成为你的救星。

聚会的同乐餐饮

在聚会时要坚持饮食计划非常困难，即使你心知肚明今天如果违反计划，明天绝对会后悔，但还是很难控制自己。若事前毫无准备就参加聚会，聚会上很可能没有什么你可以吃的食物。如果能够事先计划，不但能与朋友享受聚会，也不必放弃既定的饮食计划。下面是一些建议。

- **主动提出要带一道健康的菜**：假设朋友邀你共进晚餐，但你完全不知道有什么食物，我建议你可以这样做：当收到邀请之后，请尽快让朋友知道你目前已经改变了饮食习惯，而你不希望给他们增添麻烦。提前告诉朋友你想要带一份食物，比如低脂鹰嘴豆泥或是一道异国水果沙拉。我敢打赌你朋友一定会说："别担心，你什么都不用带，我们准备了许多食物。"但是，不管他们心里到底怎么想，你已经尽到事先告知的义务，才不会冒犯主人。

  如果你不太想让朋友知道你的情况，请换个角度想，假使朋友到最后才发现没有准备你能吃的东西，一定会觉得很不好意思。更何况，你有可能发现其他朋友，甚至包括主人也正在改变饮食。

- **带一份健康的礼物**：不要和大家一样带一瓶酒，可以带一份健康的礼物，比如一篮水果、一个手工德式裸麦面包或一份健康的聚会专用蘸酱（这些在健康食品店都有销售）。这不但会使主人很开心，也保证你不会饿肚子。

- **不要空肚子去参加聚会**：若你到达现场后非常饥饿，很容易被一盘盘不健康的食物吸引。出发前先吃些东西，应该就没问题了。

- **带一个盘子去**：如果你在聚会时空着手，就等于在暗示别人送上食物。自己带一个盘子，里面摆一些新鲜蔬菜或一点面包，这样就没有人会送上你不想吃的食物了。

与医生密切合作

医患之间算是一种合作关系：和医生密切合作，才能找到最能满足个人需求的医疗方式。尤其在你改变饮食的过程中，和医生合作更重要。如果你的糖尿病已经逐渐改善，药量也要随之进行调整。

有些医生很难沟通，就算他坐在你面前，他也不一定愿意和你讨论关于营养的话题。有些医生不想聊这个话题，有些医生的营养观念早已过时，还有些仍抱持着未经证实的理论。

我建议你把本书借给医生，在第 14 章的部分用标签做个记号。那一章是特地为医生写的，内含本书饮食计划的科学原理和证据，以及他们可能会遇到的患者状况。

为了协助医生，应该做一位尽责的患者。也就是说，你要听从医生的建议（但他的建议必须中肯且获得你的认同），让他知道你的病情进展，当血糖值降至 3.8 毫摩尔 / 升以下（或降至医生设定的标准以下）时要立刻通知他，还要服用复合维生素，这样他才不会担心你出现缺乏某些维生素的症状。

事实上，纯素饮食所带来的营养更胜于杂食性饮食，但医学知识丰富的医生还是希望确保你摄取足够的维生素 B_{12}。只要服用复合维生素就能轻易解决此问题。

在大部分情况下，医生都会很高兴看到患者改善饮食，若是再看到患者的体重改变及血液检查结果正常，他们会更欣慰。

我们的一位研究参与者原本以为医生会对他的计划抱持怀疑的态度，因为他们平常约诊时都只讨论血液检查结果和用药问题。然而，当他告诉医生自己已经开始纯素饮食计划时，医生却很高兴，这让他大感意外。医生说："纯素饮食也许会对你有很大的帮助。"

结果正如预期。在 6 个月内，他减轻了近 14 千克。原本需要服用两种糖尿病药物，现在只需服用一种，而且药量一周比一周减少。他的医生虽然没有受过正式的营养教育，但因为她亲眼看到成果，所以开始相信纯素饮食的疗效。现在她对其他糖尿病患者也推荐这种饮食计划。

寻求朋友和家人的帮助

有时候朋友或家人会帮助我们坚持健康计划。当我们不想运动时，他们会鼓励我们，甚至一起加入运动的行列；当我们快要无法克制对垃圾食物的渴望时，他们会适时坚定我们的决心。

改善饮食就像改掉坏习惯一样，我们需要朋友和家人的大力支持。有时候，不管是有意或是无意，朋友和家人并非那么支持我们。或许是因为他们不知道错误饮食带来的危害，又或许他们早就知道，却没有办法戒掉自己的坏习惯，更有甚者，他们可能会故意破坏你所做的努力。

如果问题只在于他们对健康饮食的认识不足，那么请将本书借给他们。如果他们不是很爱读书，试试这个小技巧：翻到本书你认为会引发他们兴趣的那一页，在那里贴个标签或夹书签。他们会被那一部分吸引，一旦他们开始阅读，很可能就会一直读下去。

如果朋友和家人取笑你的饮食，请提醒他们，健康对你来说真的很重要。可以这样解释给他们听：身边若有不健康的食物，你会难以执行计划，而且你真的很需要他们的帮助。当然最理想的情况是他们一起加入这项新的健康饮食计划。假如他们真的无法改变，那么至少要把各自的食物分开，而且他们不能故意拿不健康的食物来引诱你。

为全家准备健康食物

如果你负责为全家准备三餐，但他们却排斥新食物，请别灰心，对任何新事物保持谨慎是很正常的。请继续为全家提供健康的食物，但不要强迫他们，通常你要多试几次，他们才有可能接受并喜欢新食物。

我建议你不要自己吃健康的食物，却为家人准备没那么健康的食

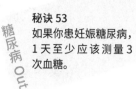
物。有些人这样做，是因为他们认为自己无力改变
别人的坏习惯。请记住，给家人提供健康食物不但能
为你自己带来更有力的支持，你的家人也会从中受益。

最佳的情况是全家决定一起改变。为了健康着想，不应该吃动物性
食物、高脂食物或甜食。没错，虽然这些食物在现代社会随处可见，但
这些食物是引起北美洲和世界其他大部分地区的人肥胖、心脏病、癌症
和其他健康问题的主要原因。当家人一起做相同的改变时，全家都能得
到同样的好处。

若你要让家人不再抗拒新食物，可以邀请他们和你一起做个短期的
改变饮食的实验。告诉他们你只是想用 3 周的时间试试看，希望他们
和你一起进行这项新的健康饮食计划——大部分的人都愿意做短期的
尝试。

3 周过去以后，他们不但能在执行饮食计划过程中找出自己爱吃的
食物，还会想要进一步探索。

当向孩子介绍健康食物时，最好用简单、熟悉的食物。有些孩子对
异国蔬菜不感兴趣，却想吃玉米、四季豆、胡萝卜和豌豆。如果孩子不
愿意尝试新食物，请勿为此而争吵。有时候改变食物的形态会有很大的
帮助：不喜欢熟菠菜质感的孩子可能会喜欢吃沙拉里面的新鲜菠菜；清
蒸西蓝花也许看起来不大可口，若切小片放在汤里煮，孩子可能就会接
受；孩子也许不想吃烤扁豆糕，但他们应该会喜欢素汉堡、素热狗和夹
着即食素肉片的三明治。

如果让孩子有选择的机会的话，他们会更容易接受。例如，你可以
问孩子想吃烤豆子还是扁豆汤；问他们想把素汉堡切一半，还是切成
1/4。这个做法是为了**让孩子有一种控制感，但是都是在健康的饮食中进
行选择。**

在某些家庭里，食物是爱的象征。父母拼命塞给孩子一堆饼干和令人垂涎的甜点，好像父母之爱是用卡路里来衡量的。不管父母的动机是什么，这样做一点好处也没有。请用其他方式来表现对孩子的爱，比如念故事书给孩子听、牵手散步或一起去看场电影，你永远不愁找不到有意义的礼物。

在不健康的世界找寻健康食物

如果外星人来到地球，大概完全感觉不出地球人对健康饮食有丝毫兴趣。快餐店和一般餐厅都供应许多高脂肪和高胆固醇的食物，健康的食物少之又少。电视频道不停播放一个又一个不健康的零食广告，便利商店和零食贩卖机提供许多你不需要的食物，但是你真正需要的食物却少得可怜。有时候，你会觉得自己好像一个决定戒烟的人，但却被困在一间提供免费香烟的商店，实在是身不由己。

这样想的确没什么错，只是其实你还是有许多健康的选择。就算一间便利商店卖不健康的食物，你也一定会发现另一家超市里面售卖的健康食品越来越多；就算有一家餐厅拒绝提供健康的食物，你也一定找得到更多有健康食物选择的餐厅。况且现在市场上以健康为导向的烹饪书数不胜数，若你想要吃健康餐，现在真是前所未有的大好时机。即使家人和朋友没有采用健康的饮食方式，他们也应该给你支持。

⑨ Q&A 突破你的瓶颈

解决疑难杂症不灰心

有些食物会像毒品一样引起生化反应，让你上瘾！

你的全新饮食计划进行得如何？是否逐渐达到减重的目标？你的血糖值和糖化血红蛋白值是否在慢慢下降？你的胆固醇值改善了吗？不管你遇到任何瓶颈，本章都将会告诉你如何突破。

瘦不下来怎么办？

一般来说，采用低脂纯素饮食法的人都很容易减轻体重。在我们的研究实验中，平均减重速度是 1 周 0.45 千克。有些人稍快些，有些则慢一点，但 1 周 0.45 千克算是很不错的速度。如果以一年来看，总成果就相当惊人，特别是此饮食计划并非依靠限制热量摄取量来减重，你不会忽胖忽瘦。因为这不是一种只有短暂效果或用挨饿来变瘦的减重法，它不会引起饥饿感，所以不会让你暴饮暴食。这是一种循序渐进、健康的减肥方式。

有时减重好比股票市场，虽然有波动，但趋势应该是明确的。如果体重一直没有降下来，可以采取下列步骤。

- **重新检视基本原则：**请确定完全遵守第4章所列的饮食原则，也就是饮食中不能有任何动物性食物。假如你的饮食中包括鱼肉或奶酪，那会使减重的效果大打折扣。
- **检查潜藏的油脂：**要注意包装食品的每一分量中，不能有超过2克的脂肪。如果你经常在外面用餐，请试着自己评估餐厅在食物里放了多少油脂。假设你无法判断，或服务员也无法确定，

请不要给自己找借口

有时候减肥失败的人喜欢把问题归咎于基因、缺乏运动或其他因素。当然基因与运动也有一定影响。但是若你的体重没有减轻，问题通常都和饮食有关。

在一次从华盛顿飞往伦敦的飞机上，我忙着用电脑写一篇有关改变饮食和减重的文章。旁边一位乘客刚好看到我的文章内容，于是对我文章的主题产生了兴趣。他已经超重多年，所以想知道我会给他什么建议。

我向他解释我们的研究发现，并说明改变饮食如何带来永久的减重效果。我指出改变食物的类型是成功的关键，并滔滔不绝地讲述蔬菜、水果、豆类和全谷类的好处，以及利用这4大食物群能创造出什么美味的食物。

他说："这挺有趣的，但我觉得我只是需要多运动，那才是我真正的问题。我以前经常运动，但现在太忙了。"他就这样撇开了食物的话题。几分钟后，空中乘务员过来送餐点。她给了他一份火腿奶酪三明治、一包薯片和一罐碳酸饮料，他二话不说就把所有食物两三口吞下肚了。我猜他大概不知道，若想要燃烧那些多余的热量，他得在健身房运动很久。其实飞机上还供应素食餐点，那是更好的选择。

事后不久，有一天我和史丹利·泰普斯（Stanley Talpers）医生一起会诊一位患者，史丹利·泰普斯是名内科医生，任职于华盛顿哥伦比亚特区的乔治·华盛顿大学医学院。这位患者说他一直无法减重，他想也许需要多散步。泰普斯医生鼓励他先从改变饮食着手，他告诉这位患者："如果你想通过散步减轻0.45千克，那得从这里走到巴尔的摩。"这真是千真万确。

运动的确有很多益处，而且我也极力推荐大家做运动，但是缺乏运动不是造成体重过重问题的主因，而运动也绝对无法取代健康饮食的地位。

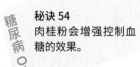

那就请餐厅用清蒸的烹饪方式，不要油炸或
油炒，若是有酱料或酱汁，都先暂放在主菜的
旁边，有需要时再自行添加，详见第 8 章。

- **做快速纤维检查：** 如果按照第 7 章的方法检查以后，发现你每天
的纤维分数居然低于 20 分，那就必须多吃一些全谷类、豆类、
蔬菜及水果。

- **简化：** 最好选择简单的食物并避免加工食品，食物原料越简单越
好，若是只有一种成分则最理想。例如豆子、西蓝花、胡萝卜或
糙米。这些食物没有添加油脂或去除纤维。

- **加一些未经烹煮的食物：** 有些人由于增加了生食的摄入量而体重
显著下降。切片蔬菜、沙拉和新鲜水果都是很好的选择，这些食
物不但含有丰富的纤维、没有添加油脂，而且血糖生成指数低。

无法很快控制血糖？

控制血糖最主要的指标是控制糖化血红蛋白值。如前所述，美国糖
尿病协会的目标是降至 7% 以下，但现在越来越多的临床医生要求患者
达到更低的数值——6.5% 或 6% 以下。如果你没有朝这个目标迈进，可
以考虑下面几点。

·重新检视基本原则

如果你体重过重，要使糖化血红蛋白值下降至健康值，减轻体重
是最快的方法。若想要快速减重，请参考前述的一些小技巧，也可参
阅第 6 章。不管你是否超重，这些技巧都是控制血糖的关键。

纯素饮食中当然不会有动物性脂肪，如果又避免植物油的话，那饮

食中就只有极少的油脂，甚至没有。做了这些健康改变之后，你可以想象到肌肉里面的脂肪碎粒正慢慢消散。如第 2 章所述，这些脂肪碎粒正是产生胰岛素抵抗的原因。

· **勇于接纳健康的碳水化合物**

很多人想控制血糖而不敢吃淀粉类食品，他们认为豆子、扁豆、意大利面、地瓜或山药会使血糖飙升，这其实是错误观念。没错，吃完饭后测量血糖，数值一定会比饭前高。然而千万不要因此就畏惧淀粉类食品，转而选择高脂肪或高蛋白的食物。理由是这样的：

鱼肉和鸡肉里的脂肪通常不但会阻碍减重，还会加剧你的胰岛素抵抗。 下面是一个典型的例子：有一个人听说"碳水化合物不好"，或是在吃了米饭或淀粉类蔬菜后，发现血糖暂时升高了，于是他决定避免摄入碳水化合物，并在饮食中重新加入鱼肉和鸡肉。

一开始，这似乎是一个很好的改变，他饭后血糖值不再骤升，因为饮食中几乎没有淀粉来提供葡萄糖。他也许会说："太棒了，我终于找到控制血糖的方法了。"然而在接下来几周，他发现空腹血糖值竟然没有下降，反而一点一点地升高。过了一两个星期，空腹血糖值已经明显上升了。他想："怎么会这样呢？该如何是好？"让我告诉你是怎么回事。

热量的来源只有 3 种：碳水化合物、脂肪和蛋白质。避免摄入碳水化合物后，热量来源只剩脂肪和蛋白质，脂肪往往会增强胰岛素抵抗，蛋白质也会引发更多问题。饮食中增加的脂肪不会使血糖立刻上升，但会增加细胞内的脂肪量，那会导致胰岛素抵抗逐渐增强。也就是说，和吃素期间比起来，等量的碳水化合物在食肉期间会使血糖上升的幅度更大。随着时间一天天过去，他的空腹血糖值会逐渐升高。

要解决此问题，我们必须避免摄取高脂食物，改吃健康又富含碳水化

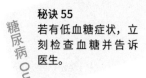
合物的食物，并根据血糖生成指数来选择最佳的淀粉类食物（详见第 4 章），如豆类、蔬菜、水果和全谷类。

饭后血糖会很快上升。你的目标应该是逐渐提高胰岛素敏感性，进而使整体的血糖值下降。

·寻求医生帮助

身体部位被感染通常会使血糖值升高，不管是感冒、尿路感染、足部酸痛还是耳部的感染，这些病症都会提高血糖值。即使是你几乎没注意到的小伤口或小感冒，都会使空腹血糖值上升，但随着感染部位痊愈（必要时用药物治疗），你的血糖值会恢复到原来的水平。在恢复期间，医生也许会调整你的糖尿病用药。

·检查压力是否过大

压力会使血糖值升高——压力会让身体产生一种激素，催促你选择是要攻击敌人还是遁逃，不管面对的威胁是真是假，你都会因此感到紧张。

如果我们面临的威胁是侵略者或敌对部族，血糖值的升高会有很大帮助，因为血液中增加的葡萄糖可以给肌肉组织提供更多的能量，这样有助于逃跑或打仗。然而现今我们面临的威胁通常是工作上的焦虑、金钱烦恼或人际关系问题，血糖值升高对这些情况并没有帮助，但是压力仍然会使我们紧张，也会提高血糖值。

如果压力只是暂时性的，你会发现血糖值很快就恢复正常。若是持续感受到压力，请寻求帮助。静坐、瑜伽或其他技巧能帮助你缓解压力。假如问题比较严重，你陷入抑郁或慢性焦虑，请不要逞强，去找一位合格的心理健康专家，为你进行适当的治疗。

·运动

如果你常常坐着不动，现在该多做些运动了，适当运动能够降低血糖值（如何有效运动，请参阅第 11 章）。

一般说来，这些步骤应该都有助于降低血糖值，但如果你已经尽了很大的努力，血糖值依旧居高不下，你的医生也许需要调整你的用药。

一直很饿

如果你用减少热量摄取量的方法来减重，就得常常饿肚子。我之所以推荐低脂纯素饮食，是因为它会提供许多纤维，不但让你有饱足感，而且不用限制食量或热量摄取量，所以你不需要饿肚子就可以减重。在研究实验中，我们用问卷评估参与者在计划执行过程中的饥饿程度，最后发现大家都吃得很饱。然而，万一你还是觉得不太饱呢？下面是一些建议，让我们从效果最明显的开始讨论。

·再多吃些

或许那一小碗燕麦粥就是不够吃。开始认识新食物时，要花一点时间才知道多少分量才能让你吃饱，你很快就能掌握正确的分量。

·选择低血糖生成指数和高纤维的食物

吃即食燕麦片会比吃传统燕麦片饿得更快。差别在于即食燕麦片的纤维已经被切碎了，你吃到的不是滚压燕麦片，而是一盒燕麦粉。也就是说，即食燕麦片虽然煮起来比较快，但消化得也比较快，使血糖上升得也更快（因为血糖生成指数较高），你也就较容易感到饥饿。吃越天然的食物越能避免消化速度过快，饱足感也能够维持得越久。

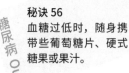

最好能选择兼具低血糖生成指数和高纤维这两种特质的食物。有其中一种特质并不代表一定也具备另一种，例如，全麦面包虽然纤维含量很高，但小麦这种谷类似乎有种特性，会使血糖快速上升（高血糖生成指数食物）。

事实上，全麦面包的血糖生成指数和白面包（纤维已被碾去）几乎一模一样。相比之下，黑麦面包消化速度较慢，因此会缓慢地将糖分释放到血液中，血糖生成指数较低。若想确认是否摄取了足够的纤维，请做快速纤维检查（第 126 页）。

·吃一些健康的点心

有时候在两餐之间难免有点想吃东西，这绝对没问题！关于最佳食物选择的讨论，请参见第 5 章。

救命！就是想吃垃圾食物

如果你已经患糖尿病几年了，那么你已经在应对到处都是的垃圾食品的情况了。不健康的零食随处可见，为什么这些垃圾食品好像有一种神奇的魔力？为什么有时糖和巧克力是如此诱人？为什么有时候很难抗拒奶酪和肉类？这些渴望到底从何而来？

我们的一位研究参与者曾经向我请教："我到底有什么问题？"她已经患糖尿病 12 年了，虽然她知道应该远离高糖食物，但对这些食物还是有股莫名的渴望，特别是压力很大或是疲倦的时候，饼干、巧克力和糕点好像一直在向她招手，她几乎每天都会嘴馋。她说："我想我的意志力一定很薄弱。"她觉得自己有这些渴望很丢脸，所以当她和营养师交谈时，她发现自己在回避这个话题。

我们一定要认识到，这些渴望不是薄弱的意志力或贪婪所引起的。我们的渴望是由食物的化学特质造成的，也就是说，**有些食物含有一些独特的化学成分，那些特质会像毒品、酒精和烟草一样容易使人上瘾。**

说清楚一点，只有特定的食物才会使人上瘾，这些东西对所有人来说都同样具有诱惑力。

有4种类型的食物会像毒品一样引起生化反应，这些食物不像毒品那么强效，也不具有那么大的危险性，不过的确会使人上瘾，我在《健康瘦的7堂必修课》一书里详细讨论过这个问题。在此我将概述书中的几个重点，这4种使人上瘾的食物分别是糖、巧克力、奶酪和肉类。

· 糖

糖不光只是甜而已。除了甜以外，糖还有一种轻微的药效。也就是说，它对人脑产生的影响和阿片类药物类似，例如吗啡，只是效果没那么强烈。这种药效可以解释为什么我们会渴望糖，特别是压力过大的时候。

我们是如何知道糖有这种药效的呢？研究人员在控制实验里使用纳洛酮（Naloxone）这种药作为调查工具。急诊室通常会用纳洛酮来阻断阿片类药物的作用，如果有人吸食过量的海洛因，医生就会为他注射纳洛酮，阻断海洛因（和其他麻醉药）附着在脑部的接受体。一个昏迷的毒瘾患者，原本还在死亡边缘挣扎，只要一剂纳洛酮就会快速苏醒。

研究人员为参与者注射纳洛酮后，衡量这些参与者的甜食摄取量，并将结果和对照组（未注射纳洛酮）作比较。

结果发现，纳洛酮使参与者对甜食的渴望程度明显降低。在正常情况下，你也许渴望吃一个糖霜甜甜圈或一块派，但是在注射纳洛酮后，甜食对你的吸引力基本消失了。这当中的区别在同时含有糖分和脂肪的

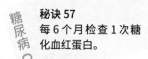

食物上体现得最为明显，例如饼干、蛋糕和冰激凌。

纳洛酮是经由静脉注射的药品，不能用来治疗食物上瘾症，它只是个研究工具。实验显示：甜食不仅能够挑动你的味蕾，还能够刺激脑部释放阿片类的化学物质。就像剧烈运动会释放内啡肽，这是一种在脑部释放的有天然幸福感的化学物质，吃甜食也会有类似的效果。

但是我要说明一点：糖不含阿片类物质。应该这样说，糖分在舌间产生的甜味会激发脑部释放阿片类物质，这些阿片类物质刺激身体产生多巴胺，多巴胺会使人感到快乐。海洛因、可卡因、大麻、烟草和酒精等都会刺激大脑分泌多巴胺，甜食也有类似的作用。证据显示，甜食对脑部产生的影响有助于舒缓痛苦或减轻身体的不适，并有振奋人心的效果。难怪我们在压力很大时，特别想吃甜食。

糖分对刚出生才几小时的婴儿也有相同的作用。当我们在小婴儿的脚踝做抽血检查时，如果先滴一点糖水在婴儿的嘴巴里，他们就不会哭得那么厉害。

我们对糖分的渴望并不局限于白砂糖本身，有些人也会渴望像白面包或贝果之类的食物，因为这些食物在体内很快就分解成糖分并快速释放到血液中。简而言之，这些人就是渴望高血糖生成指数的食物——白砂糖、饼干、薄脆饼、白面包、马铃薯或即食麦片。虽然低血糖生成指数的食物也很美味，但并不会使我们上瘾。

·巧克力

精神医学期刊早已记载了巧克力令人上瘾的特质。科学研究指出，对巧克力的欲望即使再强烈，若是施以阻断阿片类药物，也能使欲望消失。这些实验显示，使我们上瘾的不光是巧克力的口感或味道，它还对我们的脑部有轻微的影响。

巧克力有吸引力不单是因为甜而已。毕竟，如果只有甜味并无法满足真正的巧克力爱好者。巧克力还含有咖啡因、可可碱和苯乙胺，这些都是令人兴奋的物质。

如果你很爱吃巧克力，你大概早就知道它不只是一种单纯的食物。你不只觉得自己想要吃巧克力，还觉得很需要它。可惜的是，巧克力不仅含有大量的糖，而且含有大量的脂肪。

·奶酪

没错，奶酪也许闻起来有点像旧袜子的味道，但是对于想改善饮食的人来说，它却是最难舍弃的食物之一。奶酪之所以受欢迎，一定是因为除脂肪和胆固醇外的某个成分在起作用。

那个成分应该就是乳类蛋白，又称酪蛋白。酪蛋白和其他蛋白一样，分子结构很像一串珠子，每一个珠子就是一个氨基酸。在正常情况下，当蛋白质被消化之后，分解成一个个氨基酸，这些氨基酸最后被血液吸收用来作为修补及建造身体组织的原料。

酪蛋白的机制和其他蛋白质不大一样，它被分解之后不会变成单一氨基酸，而是被分解成氨基酸短链，一链约有4个、5个或7个"珠子"，这些珠子不光是组成蛋白质的氨基酸结构，还是具有轻微麻醉效果的活性生物成分，科学家称之为"Casomorphin（酪啡肽）"——由酪蛋白衍生出来的吗啡类化合物。

如果科学家让你吃奶酪，之后再从你的消化道物质中采集检验样本，他们会发现许多具有轻度吗啡作用的Casomorphin。因而有些人推测奶酪的魅力正是来自Casomorphin的麻醉作用。这些作用或许也能用来解释为何有时奶酪会导致便秘，因为吗啡类化合物经常会减缓消化的速度。

科学家仍然想更加了解 Casomorphin。我们已知它是酪蛋白在消化道被分解的产物，若是在婴儿体内，Casomorphin 有可能会渗透到血液中，对婴儿也有轻度的镇定作用。我们也知道酪蛋白存在于牛奶和冰激凌之中，但奶酪里面含量最多。我们还不清楚在成年人身上有多少 Casomorphin 会被血液吸收。

你应该早就知道奶酪是不是你喜欢的食物了，假如答案是肯定的，那么奶酪中的脂肪和胆固醇正联手谋划要摧毁你的健康。一会儿我们将讨论如何摆脱奶酪和其他食物的诱惑。

· 肉类

男性强调肉类是他们最不愿意放弃的食物，不论旁人如何提醒他们肉类会对腰围或胆固醇值产生不良影响，很多人仍很难割舍烤牛肉、牛排或鸡翅，似乎对这些食物有情感上的依恋。

抗阿片的药物实验再一次表明，我们对肉类的渴望部分是来自脑内的阿片效应。英国的研究员给参与者服用阻断阿片的药物，之后再测试他们对火腿、意大利蒜味香肠和鲔鱼的渴望度。结果显示，当阿片效应被阻断之后，参与者对肉类的兴趣大幅减弱。

食物让你上瘾的秘密

如果对食物的渴望让你难以执行新的饮食计划，请先别丧气，因为这不是成长环境或本性贪婪造成的。事实上，并非所有食物都能吸引你的注意，或许你对大部分食物都不感兴趣。你也许喜欢吃苹果、甜橙、香蕉、芦笋和白花菜，但在压力过大时，你从来不会想从这些食物上寻求慰藉。你从来没有突然感到非得吃到白花菜不可，并急忙去商店抢购。

反而你通常会去找糖、巧克力、奶酪或肉类，因为这些食物和一般食物不同，它们会使脑部发生化学反应。有些饮料比如酒或咖啡，也有一些药效，因此也可能使人上瘾，但是就食物而言，这4种就是最主要的类型。不幸的是，这4种食物几乎对每一个人都有神奇的魔力。

等一下我会介绍该用什么食物替代糖霜甜甜圈、棒棒糖或奶酪汉堡。现在让我们看看当吃下这些食物时，脑部产生的变化。

脑部深处有一组细胞网络构成了所谓的愉悦中枢，此愉悦中枢名副其实，因为它负责处理所有快乐的感觉，如果我们脑里没有愉悦中枢，那会感到生活黯淡无光。

然而产生快乐并非愉悦中枢存在的唯一目的，它的另一项功能是维持你的生命并繁衍后代。原因是这样的：假如从饮食里得不到任何快乐，你就不会想吃东西，甚至完全忘记吃饭这件事了！同样道理，如果性生活是一件完全乏味的事情，物种大概很快就灭绝了。因此，当你吃东西或进行性生活时，愉悦中枢就会给你一点多巴胺作为奖励。

在这个过程中，释放的多巴胺会引起轻微的神经变化，这些变化催促脑部将这件快乐的事放在第一顺位。你的愉悦中枢似乎在说："真好玩，一定要记得再玩一次。"

从自然界的角度来看，找到新食物或是配偶后，你得到的奖励就是可以不断从饮食或性生活中得到快感。问题在于这个系统很容易被盗用，例如酒精、毒品、烟草，**垃圾食物也会让你的大脑释放大量的多巴胺，让你不但爱上它们，还非得一再重复享受类似的快感不可。**

愉悦中枢会把最近获得的刺激享受排在第一顺位，结果导致你每天的计划都围着甜食打转，就好像酒鬼不断地盘算着待会儿要去哪里买酒一样。你曾经好奇这些平凡的食物为什么有如此大的威力，现在你知道答案

了：这是因为它们已经占据了大脑的愉悦中枢，使我
们内在原本负责设定优先次序的系统被打乱了。

眼不见为净，摆脱食物的诱惑

如果只是偶尔吃些甜食或巧克力，大可不必为此担心。如果你的腰
围越来越大或健康因为饮食习惯而受损，现在就该意识到你已经上瘾
了。但若已过度沉迷到无法自拔，又该如何是好？

摆脱不健康食物最好的办法就是眼不见为净，至少目前完全不碰。
家里不能有垃圾食物，也不要再添购。先别担心将来是否会有戒断反
应，现在只要完全不碰那些食物就好了。

在这个过程中，大脑会以你的健康来重新考量事情的轻重缓急。你
可能会发现远离不健康食物的时间越长，就越不再渴望那些食物。下面
一些步骤对你会有帮助。

- **吃一顿健康的早餐，不要故意在某一餐断食。**通常饥饿的时候才
  会想吃那些不健康的食物。
- **定期锻炼，你会因为疲倦而进入深沉的睡眠状态，且睡眠时间一
  定要足够。**睡眠质量不佳的时候，会比较想吃垃圾食物。
- **避免处在诱发欲望的情境。**有些人觉得在某些场合特别容易嘴
  馋，如独自一人很无聊时、看美食电视节目时、在电影院的小卖
  部时或和有食物上瘾症的朋友相处的时候。你可以试着找出诱发
  欲望的原因，然后尽量避免这些情况出现。

零罪恶感的享受

有时简单的替代品就能帮助你远离不健康的食物。

·如果你对糖上瘾

食谱里的白砂糖有时候可以改用枫糖浆、糖蜜、高粱糖浆或蔗糖，这些替代品其实根本算不上健康食物！重点是用这些糖浆来取代原本的精制糖，用量可以比一般糖少很多。但这些替代品极具风味，所以你不会注意到用量少了。

甜菊是从巴拉圭的一种草本植物中萃取出来的甜味剂，具有极高的甜度。目前以营养补充品的形式售卖（其作为商业食品添加剂的用途尚未获得批准）。

三氯蔗糖，俗称蔗糖素，是取自蔗糖的零热量甜味剂，制造商用氯分子取代蔗糖的某几个结构，大大提高了成品的甜度。另外像甘露醇、山梨糖醇和木糖醇等糖醇都是低卡路里甜味剂，有时候被用于制作糖果、口香糖或甜点，其热量约为白砂糖的一半。除了这些，市面上还有其他人工甜味剂。使用这些产品的问题在于它们无法斩断你对甜食的情丝，所以万一临时找不到代糖，你还是会故态复萌，又吃起白砂糖。

健康科学博士汉斯·戴尔（Hans Diehl）是"冠状动脉健康改善计划"的执行长，也是我的好友及同事，他说："对嗜甜的人来说，想要把这习惯改掉的最好方法，就是斩草除根，戒掉甜食。"如果长时间不碰甜食，最后会对甜食失去兴趣。

当然，新鲜水果——大自然的甜味食品，是你最好的选择。饮食之中最好也要有适量的复合碳水化合物，例如全谷类、地瓜和豆类等。白砂糖虽然也能提供能量，但是来自复合碳水化合物的能量显然更健康。

· 如果你对巧克力（或冰激凌）上瘾

用可可粉取代巧克力。可可粉基本上是脱脂巧克力，可以加在饮料中或在烘焙时使用，也可做成草莓（或其他水果）蘸酱。若是想吃冰激凌，市面上也有用大豆制成的低脂冰激凌。

· 如果你对奶酪上瘾

请认识营养酵母，通常在健康食品店的营养补充品区售卖。营养酵母片（有别于啤酒酵母或烘焙常用酵母）会给酱汁或砂锅菜增添奶酪的风味。

食谱里面的意大利软奶酪和卡特基干奶酪可以用豆腐代替，只要将豆腐搅成泥再洒点柠檬汁即可。如果你用的是大豆制成的奶酪，请仔细检查成分表里的脂肪含量，并确定里面不含酪蛋白（乳制品蛋白质）。

· 如果你对肉类上瘾

现在到处都买得到替代热狗、汉堡和即食冷肉片的素食产品。食谱里面的肉类可以用面筋（以小麦筋做成）、豆腐或植物组织蛋白质替代，而且可自行变化菜谱，本书的菜单和食谱能为你提供更多的创意。**令人惊讶的是，一般人只要一不吃肉，对肉的渴望很快就消失了。**有些人原本以为没有牛排或鲑鱼排就一定活不下去，可最后发现竟一点都不想吃肉了。

跟基因有关吗？

虽然所有人都可能罹患食物上瘾症，但也许有些人上瘾风险特别高。研究人员发现，有些人天生脑部的多巴胺受体 D_2（或称 DRD_2）就比较少，多巴胺是脑部负责传递愉悦感觉的化学物质。可想而知，一个人缺乏多巴胺受体就意味着他得到的多巴胺刺激更少，因而也就体验不到多巴胺所提供的幸福感。

他们总比一般人显得无精打采，于是很容易被烟草、酒精或毒品诱惑。从这个角度来看，他们这样做是在寻求自然生理无法提供的刺激，这种人也可能会因此出现强迫性赌博症或强迫性暴食症。

这一切都是基因造成的！

多巴胺受体是依照染色体的规定来设计的，每一个细胞里面都有一长串螺旋状的基因，那就是染色体，就是它将你创造为世界上独一无二的个体。父母双方将基因遗传给你，你的基因合并了父母的特色，如果父母其中任何一人将"多巴胺受体数量过少"基因遗传给你，那你的多巴胺受体数量和一般人比起来，大概会少 1/3。

如果去戒烟所或毒品治疗所采集患者的染色体样本，你会发现，高达 40% 的患者拥有这种基因，这种基因导致他们脑部的多巴胺受体 D_2 数量过少。

几年前，我就在思考一个问题：那些很难遵循健康饮食法的人是否也有类似的基因缺陷。于是欧尼斯特·诺伯（Ernest Noble）医生为我们的病患进行了基因分析，他任职于加利福尼亚大学洛杉矶分校。结果令我们大感意外：参与研究的 2 型糖尿病患者中，几乎半数的人有多巴胺受体数量过少的基因。一般来说每 5 人中会有 1 人存在这种基因，我们的研究参与者出现这种基因的比例比平均值高出许多。

这凸显了一个令人担忧的问题：缺乏多巴胺受体是不是这些人暴饮暴食的主要原因？暴饮暴食是否导致体重过重并引发糖尿病？我们尚未找出这些问题的答案，不过我们发现，虽然具有此基因的患者也能受益于我们的饮食计划，但和拥有正常基因的参与者比起来，他们似乎收获比较少。他们的糖化血红蛋白值下降幅度平均约为 0.9%，没有基因缺陷的人的平均下降幅度则为 1.6%。

这个基因的存在是否代表某些人天生就难以抵抗不健康食物的诱惑？又或许缺乏多巴胺受体会直接引起某种生化反应？多巴胺受体数量越少是否意味着胰岛素抵抗就越严重？这些问题目前都没有答案。

目前这种基因检验仅限于调查研究的对象，医生无法检查你是否天生多巴胺受体数量就比较少。事实上，就算真的如此，检查结果也不至于影响你的饮食计划。不管基因结构如何，本书的饮食计划都会对你有很大的帮助。我举出基因的例子只是要强调食物上瘾症是身体的问题，而非道德问题——对食物的渴望是食物本身的特质和我们的生理条件共同作用造成的。

最后要说明一点：**如果某种食物有类似药品的作用，我们最好把它们视为药品。换句话说，最好避免食用。**这个道理其实和戒烟、戒酒一样，想要成功戒烟，与其减少吸烟量，还不如完全不抽；想要戒酒，与其适量饮酒，还不如完全不喝。因此，想要戒掉某种食物，还是"眼不见为净"最有用。

事实上，戒掉它们最有效的办法就是完全不碰也不想那些食物。如果我们在不同时间衡量你对那些有生化反应食物的渴求度，几周没碰和昨日刚吃比起来，前者的欲望会明显降低许多。

令人害羞的消化问题

有便秘困扰的人如果采取植物性饮食法，将会有很大的改善，植物性饮食提供的天然纤维正是你的消化道需要的。然而，有些食物可能会引起排气，如果你也有此困扰，下面是一些解决办法。

多巴胺是如何被释放的

脑细胞里有一些装有多巴胺传送器的囊泡。当有愉悦感时，这些囊泡会将多巴胺释放到细胞间的相接处（突触）。多巴胺分子抵达细胞后会附着在多巴胺受体上。多巴胺的功效受你拥有的受体数量影响。有些人的多巴胺受体数量比一般人少 1/3。

要了解，只有特定的食物才会引发排气。全谷类、水果和大部分蔬菜都"宣告无罪"，"罪魁祸首"是豆子和未熟透的十字花科蔬菜（西蓝花、卷心菜和球芽甘蓝），减少这类食物的摄入量就可以解决这个问题。如果你想用豆子取代牛排，请记得用少量的豆子就足够了，将豆子的分量减少一些。

慢慢你将发现肠胃会逐渐适应这些食物，最后即使增加这些食物的分量也不容易引起排气。若你买干燥豆子来烹饪，请记得将浸泡豆子的水倒掉，重新加水炖煮，并将豆子彻底煮熟（如果豆子还有嚼劲，就是没煮熟）；十字花科蔬菜的煮法也要和豆子一样。没错，我们都很喜欢吃冷菜盘里面的西蓝花，可是生的西蓝花会造成消化道不适，最好还是将蔬菜煮到叉子可以轻易穿透的程度。

可想而知，你最好能够避免乳制品和糖。乳制品原本就不在我们的饮食计划范围内，现在既然知道它还会引起消化问题，就更应该避免食用，这部分在第4章已经详细讨论过。**脱脂牛奶的乳糖不但占了55%的热量来源，还会引起许多人产生排气、腹痛或腹泻的问题**，原因如下。

在婴儿时期，婴儿的体内存在分解乳糖的酵素，这种酵素会在肠道内分解乳糖以使身体吸收，进而产生能量。婴儿期过后，大多数的幼儿会失去分解乳糖的酵素，这就造成了乳糖不耐受。以往大家以为乳糖不耐受是一种病症，然而现在大家知道这是生理上的自然现象，且不只人类会发生乳糖不耐受，所有哺乳类动物都会如此。但因为身体丧失酵素

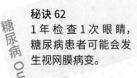
的过程极为缓慢，所以大多数人不会发现原来消化

问题和牛奶有关。

　　基因突变让大约 85% 的白种人即使到了成年仍具备产生酵素的能力。即便如此，乳糖不耐受还是会影响许多人。如果你观察几天不吃乳制品之后身体发生的变化，就能知道你是否也乳糖不耐受。

　　有些人无法消化白砂糖（蔗糖），这也很好检查，只要几天不吃白砂糖，看看症状是否改善就知道了。

糟糕！甘油三酯数值过高了！

　　当医生检查胆固醇时，甘油三酯数值也会一起出现在检验单上。甘油三酯是游离在血液中发挥不同功能的脂肪分子，它和血液中的胆固醇一样，都是人体正常生化结构的一部分。

　　然而，甘油三酯数值过高却会增加患心脏病、胰腺病和其他疾病的风险。如第 7 章所述，正常的甘油三酯数值为 8.3 毫摩尔 / 升以下；数值为 8.3 ～ 11.1 毫摩尔 / 升则属于正常边缘；数值为 11.1 ～ 27.7 毫摩尔 / 升就属于过高，若再高于 27.7 毫摩尔 / 升，那就大幅超出标准了。

　　有些研究报告指出，含过多精制碳水化合物的饮食会使甘油三酯数值短暂上升，**高纤维和低血糖生成指数的食物则会降低甘油三酯数值，所以尽量选择此类食物。**除此之外，低脂纯素饮食有助于减重，而体重降低也会使甘油三酯数值下降。

　　定期锻炼也有助于降低甘油三酯数值，走路这样温和的运动平均可以降低 0.5 毫摩尔 / 升，或许比较剧烈运动的效果更好。戒酒也有帮助，酒精似乎会使甘油三酯数值稍微上升一些，所以只要不喝酒，甘油三酯数值就会降下来。

蔬菜和抗凝血药物间的交互作用

可密定［Coumadin，成分：华法林（Warfarin）］是一种抗凝血药物，用来预防心脏病、中风、脚部血栓和其他问题。可密定的药物原理是抑制维生素 K 生成具有凝血功能的蛋白质。

许多使用可密定的患者认为他们应该避免食用富含维生素 K 的蔬菜，特别是绿叶蔬菜，因为担心会增加罹患血栓的风险。但饮食中若是缺少这些健康食物，他们则会缺乏许多重要的维生素和矿物质。

我鼓励你和医生及营养师讨论这个问题，不吃蔬菜绝对不是解决之道。重点是将蔬菜（含维生素 K 的种类）的每日摄取量保持恒定，这样就不用时常调整药量。如果你原本每天吃许多健康的蔬菜，有一天突然完全不吃，药效就会变得太强，反而会增加出血的风险。反过来看，如果你平常都不吃蔬菜，有一天突然增加摄取量，蔬菜里面的维生素 K 就会使你的身体更容易形成血栓。结论就是，你可以享用蔬菜，但是每天必须摄取固定的分量。

顺带一提，酒精也会增强可密定的药效，所以医生通常会建议服用华法林的患者避免摄入酒精。许多药物［阿司匹林、乙酰氨基酚（Acetaminophen）等］也会增强可密定的药效。

如果在执行本计划时半途遇到挫折，这些建议应该会有帮助，我也希望你能坚持下来。

10 怎么吃更加分?

吃对营养补充品

药店和健康食品店的架子上摆满了各种营养补品。一定要吃吗?

广告经常宣传各种营养补品的益处,药店和健康食品店的架子上也摆满了各式各样的营养补品。到底哪些对我们有帮助,哪些是没有必要的呢?

本章将附上一些参考资料,但你仍要和医生、药剂师或营养师讨论你想服用的补品。你可能需要依照你的健康状况来做选择。若是正在服用药物,可能就必须避免服用某些产品以免影响药效。

如果你服用的补品可能会影响血糖值,请务必规律测量血糖。请参阅第 7 章有关如何确认和治疗低血糖症的内容。

我们先看看几种特定的复合维生素和营养合成品。

正确选择复合维生素

服用复合维生素有下列好处。

第一，提供维生素 B_{12} 以维持血液和神经的健康。

没错，你也可以从强化产品，比如早餐麦片或豆奶里摄取维生素 B_{12}，但许多维生素 B_{12} 的来源都是动物性食物，因此会带来我们不需要的胆固醇和脂肪。许多人不管如何改善饮食，血液中的维生素 B_{12} 总是过低，尤其是老年人容易出现这样的情形，这或许是因为衰老使身体对维生素 B_{12} 的吸收率变低。每天服用复合维生素可以确保你用健康的方式摄取足够的维生素 B_{12}。

第二，提供维生素 D。

在正常情况下，当阳光照射在肌肤表层，你的身体会自行制造维生素 D。可是如果经常待在室内，你可能就会缺乏维生素，复合维生素可以弥补此缺失。维生素 D 不但帮助身体吸收钙质，还含有重要的抗癌成分。

第三，含有叶酸。

大家都知道叶酸有助于避免先天缺陷，另外它还有抗癌的作用。

2002 年 6 月，《美国医学会杂志》建议大众 1 天服用 2 次（而非 1 次）复合维生素，以确保摄取足够的维生素 B_{12} 和维生素 D。对于计划生育的妇女而言，则建议除了复合维生素之外，另外服用一份含 400 微克维生素 B_{12} 的补充品。

对成年人来说，最好选择不含铁质的复合维生素，这是因为大多数人的体内已经储存了足够的铁，所以无须另外添加（如果你曾患有贫血，医生会告诉你是否需要服用铁剂）。此外，要记得选用植物性配方（所有健康食品店都有销售），植物性配方以 β-胡萝卜素的形式提供维

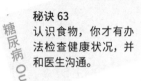
生素 A（译注：β-胡萝卜素是维生素 A 的前驱物），植物性维生素 A 比已成型的动物性维生素 A 安全，服用过量的动物性维生素 A 会在体内产生毒性。

有时候肉食者认为他们不需复合维生素就可以得到完整的营养，事实上，他们体内经常缺乏维生素 C、叶酸和 β-胡萝卜素等营养素。肉食者通常也缺乏纤维，但服用复合维生素仍不能弥补纤维的不足，至于他们从动物性食物中吃进去的胆固醇、脂肪和其他有害健康的物质，更是复合维生素无法消除的。

维生素 B_{12}

这种维生素有助于维持血液细胞和神经功能的健康。如果没有每日补充复合维生素，那你需要服用至少含有 5 微克维生素 B_{12} 的补充品，几乎所有品牌的维生素 B_{12} 含量都超过 5 微克，但高一点的剂量并不会造成中毒。

维生素 D

维生素 D 是身体照到阳光的产物，它的功能之一是帮助身体吸收钙质，如果每天能在户外晒 15～20 分钟的太阳会更好。如果每天晒 15～20 分钟的太阳，就不需要吃营养补充品，若做不到而且没有补充每日复合维生素，那最好服用含有 400 国际单位的维生素 D 补充品。

除了基本的维生素之外，还有一些补充品也被发现对糖尿病患者可能有助益。

肉桂粉

研究表明，肉桂粉能够降低18%～29%的空腹血糖值。只要将1/2茶匙的肉桂粉添加在早餐的燕麦粥或其他食物上，不但能够降低血糖，还能降低胆固醇。肉桂粉的健康功效，部分来自它所含有的聚合体多酚，这种聚合体多酚有类似胰岛素的作用。

镁

哈佛大学的"护士健康研究"指出，饮食中镁含量高的女性得糖尿病的概率明显比其他女性低许多。由此可见，镁能够提高胰岛素敏感性，或许也能刺激胰腺分泌更多胰岛素。这个结论表明糖尿病患者可以补充镁以改善病情。

话虽如此，这不代表你需要服用镁剂。许多全谷类（纤维未被碾除的谷类）含有丰富的镁，比如糙米、大麦、绿叶蔬菜（例如菠菜和瑞士甜菜）和很多豆类的镁含量也很高。以哈佛大学的研究为标准来看，每天摄入400毫克的镁就完全足够了。下表列出许多常见食物的镁含量。

常见食物的镁含量		
食物	分量	镁/毫克
大麦	1杯	158
黑豆	水煮1杯	91
西蓝花	水煮1杯	38
糙米	煮熟1杯	86

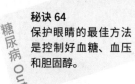

（续表）

食物	分量	镁 / 毫克
球芽甘蓝	8 杯	32
冬南瓜	水煮 1 杯	60
罐装鹰嘴豆泥	1 杯	78
中型干枣	10 个	29
中型无花果干	10 个	111
白豆	水煮 1 杯	88
四季豆	水煮 1 杯	32
羽衣甘蓝	水煮 1 杯	24
扁豆	水煮 1 杯	71
利马豆（皇帝豆）	水煮 1 杯	82
芥末叶（芥菜）	水煮 1 杯	20
白腰豆	水煮 1 杯	107
即食燕麦片	煮熟 2 包	70
豌豆	水煮 1 杯	62
斑豆	水煮 1 杯	95
葡萄干	3/4 杯	35
大豆	水煮 1 杯	148

（续表）

食物	分量	镁/毫克
菠菜	水煮 1 杯	158
地瓜	水煮 1 杯	32
瑞士甜菜	水煮 1 杯	152
豆腐	1/2 杯	118
素食烤豆	1 杯	82
意式白豆	水煮 1 杯	113

铬

铬这种元素有提高胰岛素效率的作用，能帮助胰岛素将葡萄糖从血液送进细胞。**许多食物都含天然的铬，如西蓝花、四季豆、坚果等，甚至包括咖啡。**有些专家建议服用含铬的补充品，如果每天都能充分摄取这些富含铬的食物，或许就没有必要额外补充铬了。

用专业术语来说，铬被称为胰岛素辅助因子——我们也可以叫它"胰岛素的小帮手"。缺乏铬的胰岛素就像断掉杠杆的千斤顶，无法靠它举起车子。同样的道理，如果没有铬，胰岛素就无法顺利将葡萄糖从血液送进细胞。

铬的重要作用是最近几年才被发现的。20 世纪 60 年代后期，研究人员发现缺铬会引起高血糖。1977 年，加拿大的研究人员举出一个相关案例作为说明：一位 30 多岁的女性在接受肠道手术后必须以静脉注射方式吸收营养，结果体重逐渐降低，但不知为何，她的血糖值一直上

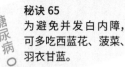
升，脚部也出现类似糖尿病神经病变的症状，必须注射大量的胰岛素来控制血糖。最后医生在她的注射配方中添加了原本没有的铬，几周后，她的血糖值就降到不需使用胰岛素的程度，神经病变的症状也消失了。

虽然对缺乏铬的人来说，补充铬有助于控制血糖，但我们目前还不清楚健康状态下的人若再补充更多的铬，是否还会进一步帮助胰岛素提高效率，补充铬的安全性也尚未被证实。

研究人员曾经针对 1 型糖尿病患者、2 型糖尿病患者和妊娠糖尿病患者做补充铬的实验，结果并不一致。问题可能在于，有些研究范围很小，使用的铬剂量也很低；另外有些实验则发现，就算为 2 型糖尿病患者补充高剂量的铬（最高至 1000 微克），对其病情也毫无助益。因为实验结果并不佳，所以大部分的糖尿病专家并不建议补充铬。

食物与营养理事会建议：就铬的每日安全摄取量而言，对 19～50 岁的成年人来说，男性约为 35 微克，女性约为 25 微克；对 50 岁以上的年长者来说，男性约为 30 微克，女性约为 20 微克。

在你尽力摄取富含铬的食物同时，也要注意避免糖分过高和过分加工的精制谷类，如白面粉，这种食物不但缺乏铬，还会加速体内铬的流失。造成这种矿物质流失的原因还包括身体受到感染、剧烈运动或怀孕。

如果你决定补充铬，记得大多数的复合维生素已经含有铬，剂量为 100～200 微克，所以你若服用复合维生素，可能无须再额外补充铬。

虽然专家已经深入研究许多矿物质的安全摄取上限，但对铬的了解却比较少。治疗糖尿病通常所使用的铬剂量最高为 1000 微克 / 天，对肝肾功能不佳的人来说，这样高的剂量可能会产生副作用，故摄取较少的剂量更安全。额外补充铬的长期益处和风险目前仍是未知数。

一般大多数的复合维生素就能够提供足量的铬。如果想要补充更多，请先和医生讨论再决定。

常见食物的铬含量		
食物	分量	铬 / 微克
西蓝花	煮熟 1/2 杯	11
葡萄汁	1 杯	8
全麦英式玛芬蛋糕	1 块	4
马铃薯泥	煮熟 1 杯	3
干燥大蒜	1 茶匙	3
干燥罗勒叶	1 汤匙	2
甜橙汁	1 杯	2
全麦面包	2 片	2
红酒	150 毫升	1～13
中型带皮苹果	1 个	1
中型香蕉	1 根	1
四季豆	煮熟 1/2 杯	1

硫辛酸

硫辛酸是体内会自然生成的物质，对线粒体帮助很大，而线粒体就是负责为细胞提供能量的微小"火炉"。对许多负责代谢的酵素而言，硫辛酸是它们不可或缺的辅媒。

医生若为患者补充硫辛酸通常不是因为患者缺乏硫辛酸，而是期待它能发挥类似药物的作用，高剂量的硫辛酸有抗氧化的功能。对 2 型糖尿病患者而言，硫辛酸有助于提高胰岛素敏感性并减轻神经病变的症状。

很多针对硫辛酸的研究都是使用静脉注射的方式而非口服式。目前看来，补充硫辛酸似乎很安全。但是我们还不清楚，针对硫辛酸的长期研究最终是否会发现它具有重要的临床价值，如果真的有此价值，我们仍不知道长期服用多少剂量是安全有效的。

11 运动不只降血糖

让饮食计划更顺利

> 如果以为我要逼迫你慢跑、举重几小时，或说教"要努力才会有收获"的话，现在你可以松一口气了！

没错，运动有益身心，活动身体不但可以降低血糖，而且对心脏有益，运动还有助于提高睡眠质量并增强你的精力。当你进入锻炼状态时，那种感觉真是妙不可言。

然而大多数人都对运动有刻板印象：一定要很痛苦地锻炼才会有收获，或一再做重复的动作也看不到什么效果。很多人很难养成运动的习惯，反复的训练方式在他们身上一点也不管用。

我曾听到有人说："运动时的感觉真好，不但体力增强、神清气爽，而且血糖也降了许多，一天没做运动都不行。"但一定也有人的感受恰好相反："我实在无法养成规律运动的习惯，虽然知道如果能成功养成运动的习惯，一定能改善健康。可是每次我在去健身房或下定决心运动后，最后总是半途而废。"

如果你体重超重，运动起来或许会比较吃力，或许你还受到关节疼痛或心脏问题的限制。每当该系上慢跑鞋带时，你就想临阵脱逃。本章将探讨一些有关运动的问题——它的益处、局限性和如何顺利开始执行你的运动计划，你可以看看我的建议是否有用。

可以放心的是，即使受限于身体的问题而无法运动，你仍然有办法减重、降低血糖并过上健康的生活。

事实上，你在本书中看到的改变饮食方法对身体的益处，都与运动无关，这是因为在我们的饮食研究中，通常都会要求参与者不要改变他们日常的运动情况。因为若想达到目的，我们必须独立研究改变饮食的效果。当然运动和改变饮食可以有叠加的效果，但假如你实在无法执行运动计划，仍然能够通过改变饮食得到良好的效果。

不同种类的运动

不同种类的运动提供不同的好处。

- **有氧运动**：在一段时间内不间断地做一些有节奏的活动，通常至少 10 分钟。快走、跑步、打网球、跳舞或滑冰等都是有氧运动，这类运动有助于降低血糖和甘油三酯数值，若持之以恒，也有延年益寿之效。
- **抗阻力运动**：比如举重或强化肌肉功能的运动，包括俯卧撑和下蹲。这类运动可以增加肌肉质量或至少保留原有的肌肉组织，也有助于提高胰岛素敏感性。
- **柔软度运动**：又称伸展运动，可保持关节的灵活度，也能舒缓压力。

下面我将介绍一些有关运动量和运动频率的基本原则。

改变饮食和运动的叠加有助于让你远离糖尿病。一项名为"糖尿病预防研究计划"的调查有了突破性的发现。研究人员追踪了3234位参与者，这些参与者的血糖目前都有慢慢升高的趋势，但尚未达到糖尿病的检查标准。

这些参与者在改变饮食和运动后，患糖尿病的风险降低了58%。这项运动管理计划每周总共锻炼150分钟——1个星期5次，每次30分钟。但是实行运动疗法有一个重要的前提：**运动虽能增强健康饮食的效果，却没办法抵消不健康饮食的害处。**事实上，就减重和预防糖尿病的效果而言，改变饮食比运动扮演着更重要的角色。

从目前发表的研究来看，运动获得的减重成效和不运动没有相差很多。有些研究则持比较乐观的态度：搭配运动可以使饮食疗法的效果提高20%。但我们肯定，若要减重，运动无法取代改变饮食的地位。这不代表运动一点用也没有，它绝对有其价值，例如一旦确定患上了糖尿病，运动可以降低糖化血红蛋白值。

许多测试运动疗效的研究发现，参与者若开始实行运动计划，平均可将糖化血红蛋白值降至7.7%，这比不运动参与者的糖化血红蛋白值的8.3%更健康。然而，这样的疗效若和改变饮食的功效比起来，又逊色许多。所以要预防糖尿病或控制病情，最好是改变饮食与运动双管齐下。

你的身体有一个部位最能体现运动带来的效果，那就是心脏。最近一项研究追踪了2型糖尿病患者在19年间的运动状况，并特别关注了他们死于心脏病的风险。

结果发现，有中度运动习惯的人和久坐的人比起来，心脏病发作的概率降低了40%。他们的运动频率为每周至少做4小时的中度运动，比如走路、骑自行车、种花、种草等。有固定运动习惯的人中风的概率也

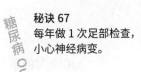

会降低。运动还有 3 项值得一提的好处。

第一，人们一般边看电视边吃东西，但是很少边做运动边吃东西。

人们边吃东西边看喜欢的电视剧或电影时，很容易一不小心就摄入过量的卡路里，却不大可能在打网球时还大吃大喝。运动不会让你摄入过多的热量。

第二，运动提高睡眠质量。

肌肉在运动过后需要休息，进行运动比整天坐在桌子前面看电视或阅读书报杂志对你的睡眠质量更有益。在获得充分的休息之后，就比较容易坚持健康的饮食计划，对垃圾食物也有较强的抵抗力。

第三，运动会让你心情更好。

其提振精神之效，等同于天然的抗忧郁剂。

I 型和 II 型肌肉细胞

为什么有些人热爱运动，有些人却对之痛恨至极呢？你也许很惊讶，这竟然和基因有关。如果能透视肌肉，并将自己的肌肉和别人的作比较，你会发现，原来有些人天生就适合运动。也就是说，这种人天生就有比较多的 I 型肌肉细胞。

I 型肌肉细胞有强大的血液输送能力，里面有丰富的毛细血管网络，这些网络能吸收氧气并减轻疲惫感。这种细胞也有比较多的脂蛋白脂肪酶，这种酶能够把脂肪分解用作燃料，所以这一类人的运动耐力较佳。若看到有人能在路上脸不红气不喘地跑步，或听到有人说他在跑步后得到神奇的快感，请不要太羡慕他们，很可能只是他们的肌肉里天生就有许多 I 型肌肉细胞。

其他人的肌肉则大部分是Ⅱ型肌肉细胞。Ⅱ型肌肉细胞能够支持爆发式运动，而在耐力表现上不如Ⅰ型肌肉细胞。

话虽如此，我们要了解肌肉在某种程度上是可以改变的。假如用渐进的方式慢慢增加运动的强度，输送到Ⅱ型肌肉细胞的血液就会增加，最后Ⅱ型肌肉细胞几乎就会变得和Ⅰ型肌肉细胞一样强壮。

我提出这种生物学上的差异是为了说明一个重要的观点：一个人是否具有运动天分和他的人格无关，生物学上的差异才是决定运动天赋的关键，若你一直责怪自己的运动表现欠佳，那么现在是原谅自己的时候了。

爱上运动的两大秘诀

如果糖尿病患者坚持运动，可增强体质，增强心肺功能，促进全身代谢，对糖尿病并发症等有一定的预防作用。下面介绍两种让运动更有效果的两大秘诀。

第一，让运动变成一件愉快的事。

对大多数的人来说，最好能够找到运动同伴，例如，两人一起散步就比一人散步来得有趣。若计划去健身房，那参加一些课程会比单独运动让你更有动力，有氧运动或瑜伽等课程都不错。如果有同伴一起参加课程，那你就更有动力每天准时去健身房报到。

你可以把运动视作一项特别的活动，并事先规划运动完要享用什么健康的食物。如果运动计划是跳舞或打网球，你可能压根不觉得你是去运动，因为跳舞或打网球不同于一般枯燥的运动，它们比较有趣。记得保持运动的新鲜感和趣味性，否则你就不会想1周运动2次，更别提3次了。大部分人和朋友一起会更快乐，所以你需要有同伴相随才会觉得运动有趣。

第二，定期锻炼比偶尔为之来得有效。

套用牛顿第一定律：动者恒动，静者恒静。假设你是那个静止物，也就是说，若你紧紧地黏在沙发上，那可能会一直窝在里面不想起来。相反地，如果你和朋友每 2 天就在晚餐后出去散步 1 次，这样的习惯就很容易坚持。

我强调定期锻炼有一个重要的原因：单次运动的效果不大。如果常去健身房，那你会发现的确如此。请踏上离你最近的跑步机，跑个 1.6 千米，然后喘口气，按下控制键，看看你燃烧了多少卡路里。

很意外吧？没错，你大概只消耗了 100 卡路里的热量，这还不到一份麦当劳炸薯条或一罐汽水热量的一半。偶尔才做一次运动就像偶尔吃一顿健康餐一样，对健康没有太大的帮助。想要保持健康，一定要将运动变成生活的一部分。

要定期锻炼的另一个原因是，无论是好是坏，运动的效果都不会持续很久。好处暂且不提，坏处在于：如果你受伤了，必须长时间卧床休养，你会发现你的血糖或体重就会逐渐回到运动前的水平。养成每天或每 2 天就快走或骑自行车，才能持续从运动中受益。结论是，**让运动变有趣并持之以恒，才能有效果。**

运动前先咨询医生

在进行任何运动前，务必征求医生同意。你的心脏是否能负荷得了？关节是否正常？是否容易发生低血糖症或高血糖症？运动会不会让你原有的眼睛或足部问题变得更严重？医生会回答这些问题。

请注意不要太快开始剧烈的运动。如果已几个月（或几年）没有规律运动，那你要循序渐进，因为身体不会一下就变好，即使改变饮食也要一段时间才能发挥效果。例如，当一位心脏病患者开始吃素、戒烟并开始认真善待自己的身体，他很快就会觉得身体状况变好，原本的胸痛在几周内就消失了，这时他会急着想要进行剧烈的运动。

事实上，他原本累积几十年的动脉阻塞并未完全消失，因此不宜过度运动。没错，我们有办法逆转动脉阻塞对身体造成的伤害，但并非一蹴而就，所以这位心脏病患者运动的强度应保持在医生要求的范围内。

如果你患有 1 型糖尿病，会发现在运动时和运动后，血糖都会急速下降。1 型糖尿病患者如果使用胰岛素或促进胰岛素分泌的药物，例如格列本脲、格列吡嗪、格列美脲、那格列奈和瑞格列奈等，也会有同样的效果。这些患者必须对低血糖症保持高度警觉，注意随时根据血糖波动来调整饮食计划、药物用量和运动量。

一个位于佛罗里达州的研究团队指出：患有 1 型糖尿病的儿童，若是在踏步机上分别进行 4 次 15 分钟的运动，中间各休息 5 分钟，他们的血糖会从原本的平均值 8.8 毫摩尔 / 升降到 6.2 毫摩尔 / 升。至少有 1/4 的儿童在运动时和运动结束后，会立刻发生低血糖症，他们当天晚上也比较容易出现血糖过低的现象。

运动可以降低血糖，而且见效很快。当然，要是你为了避免出现低血糖症而吃太多食物，那么血糖会变得太高。

基于以上这些原因，你一定要和医生商讨药量、饮食和运动计划，并根据需要进行调整，这样才能确保运动的安全。

开始运动，走！

医生现在已经同意让你运动，你也找到几个志同道合的朋友，现在你准备好要开始运动了！若以为我要逼迫你慢跑、举重几小时，或对你

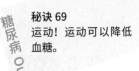

说教"要努力才会有收获",那么你现在可以松一口气了。我们希望你能享受到乐趣,最后把运动变成生活的一部分。

　　就有氧运动而言,假设没有和健康有关的运动限制,我建议你从每周 5 天,每天半小时的快走开始,或每周运动 3 次,每次快走 1 小时或做其他较剧烈的运动。如果你愿意。也可以把半小时的走路运动拆成 **3 次 10 分钟或 2 次 15 分钟的运动,但不要让自己持续 2 天都没运动。**走路的运动效果虽没有剧烈运动好,但是一个好的开始。

　　最重要的是找到合适的运动时间。有一个朋友告诉我,她如果午餐前没有完成运动计划,那之后就不可能有机会了,因为每天都会突然出现一些杂事要处理,下午和晚上几乎不可能找到空闲时间运动。最好将运动放在自己的日程计划里,有伙伴同行更好。

　　你可以用计步器记录自己的运动情况。我们的调查研究就是使用计步器记录参与者每日的总步数,以及"有氧步"(持续 10 分钟)的总步数。参与者也能在计步器里设置要走的路程,甚至估计共消耗多少卡路里。

　　你可以测量每天通常走了多少步,然后慢慢增加步数。一般判断的依据是,对健康的人来说,1 天走 10 000 步就算剧烈的运动,但你的体力或精力可能没法支持你达到这一目标,所以不要试图超越医生所定的运动极限。

　　擅长治疗糖尿病的足科医生或护士(有糖尿病教育者证书认证)能帮你照顾好足部。这很重要,运动有时会造成足部受伤或使旧伤加剧。你会很惊讶,许多人竟没发现足部的伤口日渐恶化,还照常运动。

　　医生会帮助你衡量运动情况,并建议你是否应该增加运动的强度。随着耐力逐渐增强,你会发现自己的精力充沛,体重和血糖也都控制得较好。

找出喜欢的运动项目

运动可先从走路开始。准备好做其他运动时，想想你喜欢什么类型的运动。

- 有氧运动课程不但有趣、可和旁人互动，有时候也够剧烈。
- 跳舞是一种很棒的运动，而且音乐通常比一般有氧运动课程的音乐好听。
- 网球不管是单打或双打都是很好的运动方式。
- 许多健身俱乐部都会设计和组织壁球或手球的课程或比赛。
- 高尔夫球如果边走路边打，会是一项不错的运动。
- 当地的马拉松俱乐部常会为那些参加 5 千米赛跑、10 千米赛跑、半程马拉松或全程马拉松的人组织训练小组。
- 图书馆可以借到许多关于运动的录像带或光盘。

若想进行抗阻力或柔软度运动，建议你找一位私人教练，不但较安全，还能为你量身打造运动计划，并运用正确的器材。不是只有专业运动员才能获得专业运动的知识和技术，你也有机会。私人教练可以设计完整的运动计划，包括有氧运动、肌力训练和柔软度训练。

大部分健身俱乐部都有私人教练，甚至为了吸引你加入会员，他们还提供 1 次免费咨询。为什么不趁机利用呢？如果不打算加入健身俱乐部，那就和私人教练约一个咨询时间，这样你还是可以获得合适的运动计划。过一段时间后，再和私人教练约下一次的咨询时间。

对 2 型糖尿病患者来说，若没有和健康有关的运动限制，美国糖尿病协会建议 1 周做 3 次抗阻力训练，并要使用所有主要的肌肉群，其中

必须包括用举重器做 3 组动作，每组动作重复 8 ～ 10
次，且举重器重量适宜。

不要怪罪自己，也没必要羞耻

运动和饮食一样，大多数人都尚未达到目标——很多人都没有心律监视器，也没有最新的运动鞋。

当我们和别人聊到运动的话题、听到陌生的健身术语时，很可能会觉得一头雾水。久坐没运动和没有吃健康食物一样，会带来罪恶感或羞耻感。有时家人和医生会想用讲道理的方式劝我们运动，但不管他们如何劝告，都比不上我们加诸自己身上的罪恶感有效，好像没运动就是极大的道德缺陷。

若你就是这种人，请将罪恶感或羞耻感抛到一旁，让心中这些想法完全消失。

即使有时中断运动，也不要太过责备自己。假设你有几天，甚至有好几周没有执行运动计划，不要浪费时间唉声叹气，因为在执行运动计划的路上，每个人都会出现这种情况，只要拍拍身上的灰尘，继续勇往直前就对了。如果运动变得很有趣，朋友和家人也一起参与，而且你循序渐进并持之以恒，那么你就找到成功的秘诀了。

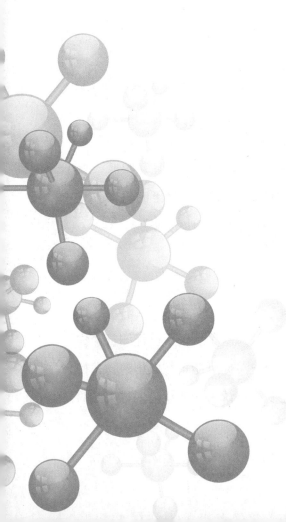

第3部分

从头到脚变健康

Complete Health

12 别让糖尿病弄坏你的心脏

首先要"痛宰"胆固醇

> 对许多人来说，改变饮食的疗效可以和药物媲美，有时甚至超越药物。

所谓"成功控制和逆转糖尿病"不但代表能够掌控血糖值，而且意味着你能够重获健康并且将身体维持在最佳状态。

就算你曾经一度健康状况不佳，也不代表会一直维持这样的状况。如果你之前健康状况不佳，或糖尿病曾经损害你的心脏、眼睛、肾脏和神经，那么全面改变饮食会对你的健康有极大的帮助。在本章和第 13 章，我们将探讨如何保持心脏和身体其他部位的健康。

正视你面临的风险

目前你可能已经很清楚自己患心脏病的风险了。医生已经测量了你的胆固醇和血压，你也了解自己的家族病史。你可能正在服用药物来控制胆固醇和强化心脏功能。下一步就是要好好认识这些风险，更重要的是学会如何逆转疾病。

为了准确评估你患心脏病的风险，医生会综合考虑你的家族病史、吸烟习惯、体重、胆固醇和血压等因素。然而，我认为即使你以上这些因素都处于正常范围内，也要假装自己还是属于患病危险人群，这是比较谨慎的做法。大部分北美洲和欧洲地区的人们在初入成年期时，就已经出现动脉阻塞的现象，这是心脏病的前端。若是患有糖尿病，罹患心脏病的风险更高。与其问自己属不属于高危人群？还不如就直接这样认定比较安全，更重要的是采取行动保护自己。

有些证据表明，不同的危险因子损害不同部位，例如吸烟、高血压和高胆固醇会伤害心脏；高血糖则影响眼睛和肾脏里的毛细血管。这样的说法或许没错，因为无论是吸烟、高血压、高胆固醇还是高血糖，都会增加发生心脏和肾脏相关并发症的风险。

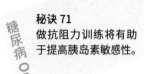

亦敌亦友的胆固醇

让我们看看现在要"痛宰"哪些"敌人"，先从胆固醇开始。

你的身体运用胆固醇的模式和工厂使用石油的模式相同。胆固醇是一种原料，身体需要用它才能制造出许多物质，你或许不相信，胆固醇是身体制造某些激素的原料，比如睾酮和雌激素。细胞膜中也含有胆固醇，它好像胶水一样，将这些细胞膜紧紧黏在一起。**如果没有胆固醇，你就会变成一堆瘫在地上的凝胶。**

我们可以这样比喻：就像炼油厂用卡车将满载的石油送到工厂做成塑胶或凡士林，同样道理，你的肝脏会将含有胆固醇的分子供应给细胞利用。

想象一下，如果炼油厂一下子发出太多辆油罐车，结果运出来的石

这是基因造成的吗?

瑞克来找我们求诊时是 45 岁,他对改变饮食的疗效不抱多大希望。他的父亲同时患有心脏病和糖尿病,他自己则是胆固醇长期偏高。以前的饮食法都让他很失望。几年前,医生建议他限制吃红肉并多吃鱼肉和鸡肉,但这些改变饮食的方法未让他感受到任何效果。他说:"我的问题是基因造成的,只有把爸妈换掉才救得了我。"

我告诉他:"基因的确有影响,但是现在就此断言还太草率,这是因为我们还没有协助你采用和以前大不相同的饮食计划。"

我为他叙述本章的内容,他决定试一试(后续发展请见第 197 页)。

油大大超出实际需求,那会出现什么情形? 日积月累下来,道路就会被油罐车堵塞。有些油罐车还可能出意外,发生漏油事故而造成交通混乱。

胆固醇也会在身体里造成类似的问题。如果血液里有太多胆固醇,也会造成"交通阻塞"。

在血液里循环的胆固醇颗粒很容易受到伤害。一旦伤害造成,这些胆固醇颗粒就会形成突起的疣状物,我们称之为动脉粥样硬化斑块,这很像动脉壁上的小伤疤。

这种情形很危险,因为动脉粥样硬化斑块很脆弱,有可能出现裂痕甚至破裂,动脉粥样硬化斑块一旦破裂,周围的血液就会开始凝结成血栓。血栓会像软木塞一样把动脉塞住,造成血液无法流通,如果此现象发生在输送血液到心脏的动脉处,心脏的部分肌肉就会死亡。这就是俗称的心脏病,医学界称之为心肌梗死。

要解决此问题,我们必须减少血液里面的胆固醇颗粒数量。还好这点我们做得到,以前的饮食法只能稍微降低胆固醇,而本书所描述的改变饮食的计划却有惊人的效果。

逆转心脏病

目前许多计划是用改变饮食和生活习惯来处理胆固醇问题和逆转心脏病，其中迪恩·欧尼胥医生的计划享有最高的声誉，他的医学团队来自加利福尼亚州索萨利托的非营利预防医学研究所。

迪恩·欧尼胥医生受训于哈佛大学，他在 1990 年发表的研究结果创造了医学历史，他证明饮食和生活习惯的改变能够逆转动脉粥样硬化。他的研究结果发表在《美国医学会杂志》《柳叶刀》和其他著名的期刊上。

在这项突破性的研究中，迪恩·欧尼胥医生将他在旧金山地区医院招募的心脏病患者分为 2 组。其中一组，即控制组的患者必须遵从一般医生提供的饮食建议和疗法。大致来说，这种饮食法限制红肉摄取，但鼓励食用鸡肉和鱼肉，减少油脂量并服用合适的药物。

另外一组，也就是实验组，则采用完全不同的方案。他们完全不服用降胆固醇的药物，相反，他们开始采用一种很特别的饮食法。因为胆固醇只存在于动物性食物（肉类、乳制品和鸡蛋）内，所以迪恩·欧尼胥医生的研究计划是选择素食餐饮。请牢记在心：**全谷类、豆类、蔬菜和水果都是零胆固醇，所有植物性来源的食物都是。**

这些食物不但零胆固醇，而且完全不含动物性脂肪，这点特别重要。这里要说明一点：胆固醇和脂肪是不一样的物质——胆固醇是细胞膜内的微小成分，所有动物细胞内都有胆固醇。脂肪则不一样。以下这些都是脂肪：烤牛肉里的白色条纹肥肉、鸡皮下面那一层黄黄的油脂，以及鲑鱼排在你手指上留下的油渍。动物性脂肪无所不在，随处可见，你只要吃进动物性脂肪，身体就会制造胆固醇。

因为我生长于北达科他州，很小就认识什么是动物性脂肪。我妈妈早上有时候会为我和 4 个兄弟姐妹做培根当早餐，待培根熟了以后，妈妈就会把培根放在厨房纸巾上沥油，然后她会小心翼翼地提起锅，把油倒进一个罐子里储藏。她没有把培根油放到冰箱里冷藏，只放在橱柜里面，她知道培根油只要冷却以后就会变成像蜡一样的固体。

第二天，她用汤匙将培根油舀出来煎蛋。她的孩子们采用这种饮食法，竟然还能活到成年期，真是不可思议，但在还未认清培根油的真面目之前，我和 4 个兄弟姐妹一直都是这样吃的。

因为培根油在室温下能保持固态，所以必定含有大量的饱和脂肪，你可以把饱和脂肪认定为坏脂肪，因为它会使胆固醇值升高。

柏纳德医生小提醒　什么是饱和脂肪？

饱和脂肪这个名称的由来，其实是有逻辑依据的。如果你用高倍显微镜观察脂肪，它看起来像是一串长链碳原子，每一串有 18～20 个原子，每一串碳原子上面会附着一些氢原子。

如果有一串碳原子完全被氢原子"掩盖"（也就是饱和），脂肪会变成像蜡一样的固体，我们称之为饱和脂肪。如果脂肪串上面的氢原子没有完全覆盖碳原子，这种脂肪就叫作多元不饱和脂肪，多元不饱和脂肪呈液态。如果脂肪串上面只有一个碳原子没被氢原子覆盖，这种脂肪就叫作单元不饱和脂肪，橄榄油和芥花油的单元不饱和脂肪含量很高，在室温下呈液态，但放在冰箱中就变成固态。饱和脂肪会使胆固醇值升高。

所有的油脂都同时含有不同种类的脂肪。以牛肉脂肪来看，约有50% 属于饱和脂肪，其他 50% 包括各种不饱和脂肪；鸡肉脂肪约有30% 属于饱和脂肪；鱼肉脂肪的饱和脂肪占 15%～30%；植物油的

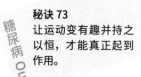
饱和脂肪含量要低很多，但热带地区的油品例外，比如椰子油、棕榈油及棕榈仁油的饱和脂肪含量都很高。

有些食品公司会通过氢化的方式来改变植物油的结构，使其变得类似于饱和脂肪，这样处理过的油就是反式脂肪，亦称作部分氢化脂肪，这种脂肪呈固态，而且可长期保存。缺点是这种脂肪和奶油或猪油一样，会对胆固醇值有不良的影响。餐厅油炸的食物和一般点心小吃都含有这种脂肪。如果你在产品成分表中看到部分氢化植物油的字样，建议你最好选择其他较为健康的产品。

你现在应该可以理解为何迪恩·欧尼胥医生要把素食当作健康生活的计划之一。植物性食物完全不含胆固醇和动物性脂肪，迪恩·欧尼胥医生也把植物油的用量减到最低。

实验结果十分亮眼。素食者的胸痛很快就完全消失了。坏胆固醇平均降幅整整有 40%。1 年后，参与者全部进行血管造影——一种能显示心脏动脉阻塞的 X 线检查，迪恩·欧尼胥医生将结果和实验之前的影像作对照。比较结果令人惊叹：冠状动脉，即提供肌肉细胞营养的冠状动脉阻塞竟然逐渐消失了，动脉的血流变得畅通无阻。

素食疗法成效实在显著，82% 的患者在 1 年以后就发现血管造影结果和以前大不相同，这套方法完全不需要施行心脏搭桥手术、血管成形术或服用降胆固醇的药物。

小心！胆固醇就在你身边

阅读到此，你可能已经开始打哈欠说：我早就知道胆固醇和饱和脂肪是坏东西，也知道要减少这两样坏东西的摄取量，我早就试过了！

嗯，问题就在这里。多年来医学界一直建议大家减少胆固醇和饱和脂肪的摄取量。很多人改吃牛肉脂肪较少的部位，并尽量多吃鸡肉和鱼肉，但这样做却没有多少效果，许多人发现他们即使改变饮食，胆固醇值也几乎没有变动。他们实行这种低脂饮食法还不到两个月，就准备要放弃了。

我们发现，不吃红肉而改吃白肉还是不够。原因就在于：所有的肉类，即使是瘦肉，都含有胆固醇，只是含量的差别，每28克鲔鱼有10毫克胆固醇，每28克虾有50毫克胆固醇，鸡肉和鱼肉的胆固醇含量则位于中间范围，大约每28克含25毫克胆固醇。红肉、鸡肉和鱼肉的脂肪含量很高，就算是瘦肉也是。

相比之下，**所有植物性食物完全不含胆固醇和动物性脂肪：每一种水果或蔬菜，每一种豆类、全谷类，以及所有植物制品皆是如此。**

因此，如果你降胆固醇的策略是不吃红肉，改吃鸡肉和鱼肉，那只会事倍功半。临床试验表明：不吃红肉而改吃白肉对胆固醇值影响不大，约只能降低5%。大部分使用这种饮食法的人，动脉问题也没有显著的改善。一般来说，他们动脉阻塞的情形会越来越严重。

为什么没有人告诉我？

当迪恩·欧尼胥医生的研究结果发表之后，大部分医学界的权威都愿意相信这是相当健康的方案，但也有许多人觉得这个方案太过严苛，很少人能够严格遵守，然而，我在仔细研究这个方案之后却发现并非如此。这个饮食法并不会太难执行。事实上，从执行难易程度来说，迪恩·欧尼胥医生的方案和其他医生建议的任何一种饮食法不相上下。让我分享一下个人的经验。

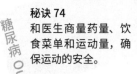
我从小生长于畜牧的环境里，家里每天吃的东西都差不多：烤牛肉、烤马铃薯和玉米，除了在特殊节日时，我们会改吃烤牛肉、烤马铃薯和豌豆。

我是在念书时决定改变饮食方式的。一开始，我试着做意大利面，并用新鲜番茄、罗勒和香料做酱汁；之后我发现：中国和墨西哥餐厅的菜单除了牛肉、鸡肉和鱼肉之外，还有许多可口的蔬菜菜肴；日本餐厅也提供美味的味噌汤、沙拉和蔬菜寿司；中东美食虽简单但十分美味，有鹰嘴豆泥、鹰嘴豆丸子和北非小米等美食；泰国、印度和埃塞俄比亚餐厅也都有数不完的素食菜色。

和这些高雅的菜肴相比，我家乡的烤牛肉、烤马铃薯和玉米，实在称不上是美食。对我来说，开始采取以植物性食物为主的饮食等于开启了另一个新鲜口味的世界，而且一点也不困难。

当我得知迪恩·欧尼胥医生的研究结果时，正任职于乔治·华盛顿大学的心理诊所的我致电迪恩·欧尼胥医生，建议我们一起研究参与者对他的这种饮食法的接受程度。我搭机至旧金山，采访了他的心脏研究的每个参与者，我的问题包括他们对食物的喜好度、准备餐点的困难度、他们的家人对此饮食法的看法，以及他们未来的计划。

我发现实验组参与者一开始的确有些许抱怨，他们必须认识新食物并学会一些新的烹饪技巧。平均来说，他们需花费 4 周的时间才能完全习惯这种饮食法，但是他们适应得很好，部分原因在于疗效十分惊人：他们的胆固醇值骤降、胸痛消失，并且成功逆转了心脏病。你大概不敢相信，参与者在第 1 年就平均减了 10 千克。最后他们都爱上该饮食法推荐的食物。

其中一位参与者的反应令我印象非常深刻——他很生气。因为他之前的医生都只急着给他开药，不管那些药是否可能对身体有害，有些医生甚至想要给他动手术，以此收取巨额费用，但对改变饮食带来的疗效只字不提。整体而言，参与者不但能够接受这种饮食法，而且觉得医生一定要让患者自己决定是否采取饮食疗法。

访谈过程中，令我意外的并非采用素食需要适应期，以及患者很快就爱上素食，我真正惊讶的是控制组参与者的反应。控制组参与者无须采用素食，他们竟然也叫苦连天：有些人说他们的饮食都是鸡肉和鱼肉，同样的菜色每晚不断地重复；有些人觉得生活的乐趣都消失了。更重要的是，完全没有值得炫耀的成果。许多人还是有胸痛的问题或还在用药物控制胆固醇，只能说在打一场败仗。

我在多次研究人们对各种饮食法的反应之后发现，纯素饮食比一般饮食法容易实践——部分原因在于素食餐饮比较简单。远离垃圾食物和戒烟一样，彻底禁食比每天少量食用容易成功，而且由于疗效十分显著，所以你想要坚持下去。

几年之后，研究人员也针对特定的心脏病患者进行了调查，这些患者都在医生建议下改变饮食，研究目的是追踪他们改变饮食方法的成功率。这期间，我检视了所有的调查结果。

当时，普遍的观点是，医生不应该强迫患者改变饮食，因为担心患者很快就会放弃。但研究结果证实并非如此。在研究中，**当医生只要求患者对饮食做小幅度的改变时，患者就只能做到小幅度的改变，而当医生鼓励患者对饮食做大幅度的改变时，大部分的参与者不但能达到要求，而且因此获得了更佳的疗效。**你也可以做到。为了心脏的健康，你应该采取最佳的饮食法。

心脏病不要来

现在让我们暂时离开迪恩·欧尼胥医生在加利福尼亚州的研究中心，来到俄亥俄州拜访颜东尼。他生于中国的一个长寿家族，对他们家族来说，心脏病、体重问题、糖尿病、癌症和高血压几乎闻所未闻。他们都吃米饭、面条和各式各样的蔬菜菜肴，肉类只是调味品，就像西方使用洋葱、大蒜和松子一样。

1949 年颜东尼迁居至美国后，他逐渐遗忘传统中式美食，改吃美式食物。随着时间的推移，和许多美国朋友一样，他的体重慢慢增加，心脏开始出现问题，而且日渐恶化，最终他接受了 5 次冠状动脉搭桥术。

后来他很幸运能够参与克利夫兰医学中心为心脏病患者设计的方案。医生考德威尔·埃塞斯廷（Caldwell Esselstyn）的疗法以降低胆固醇值来达到阻止心脏病发生的目的，他给患者的处方是禁食乳制品和不含添加油脂的素食餐饮，并告诉患者烹饪方法，有时还举办晚餐聚会，于会中展示一些家常菜。若是患者无法单纯依靠饮食将胆固醇值降至 8.3 毫摩尔 / 升以下时，他才会开药。

这项方案最后成功了！考德威尔·埃塞斯廷医生的患者几乎像打了心脏病的免疫针，虽然一开始他们的健康情况相当糟糕，但所有坚持执行该方案的人都不再出现心脏问题。颜东尼的胆固醇值有了非常明显的改善，他不但减轻了体重，而且感觉健康状况比前几年好多了。

考德威尔·埃塞斯廷医生在 1991 年和 1997 年两次召集美国心脏科医生研讨胆固醇和冠状动脉疾病的问题。他公开发表观点：医生应该要倡导健康的饮食法。并指出，如果医生持续提供疗效不彰的饮食法，那么患者还是得服用越来越多的处方药，医生还是得忙着为患者进行血管成形术和冠状动脉搭桥术，医疗支出也将继续飙升。

考德威尔·埃塞斯廷医生的这番建议十分中肯，而且许多人都能为他的建议做见证，如颜东尼、他的病患及越来越多的医生。

具有特殊疗效的食物

阅读至此，你应该已经知道要避免食用哪些食物了——只要不吃动物性食物和添加的油脂，就可以避免吃进胆固醇和会使胆固醇上升的脂肪。当然若是为了预防糖尿病，这些食物也是碰不得的。然而，你的饮食菜单可能需要加入几种特定的食物，因为这些食物可以降低胆固醇或预防胆固醇有可能造成的伤害。

- 燕麦、豆子和大麦含有能够降低胆固醇的可溶性纤维。你一定听过燕麦粥、燕麦圈和其他燕麦产品都有降胆固醇的效果，这其实正是这些产品大受欢迎的原因，但不要忘记不起眼的豆子也含有可溶性纤维，所以也能降低胆固醇。每天吃113克的豆子就能明显降低胆固醇。常吃豆子的人的胆固醇值比其他人平均低了7%；坏胆固醇值平均低了6%；甘油三酯数值低了17%；好胆固醇值比其他人平均高了3%——这些都是健康的转变。蔬菜和水果里面也含有可溶性纤维。
- 大豆制品具有特殊的降胆固醇效果，原因除了大豆完全不含胆固醇和动物性脂肪之外，大豆蛋白本身还具有某种特殊的成分，能够进一步降低胆固醇。如果将牛肉汉堡改成大豆汉堡，你不但可以避免吃进牛肉中的胆固醇和脂肪，同时还能降胆固醇。
- 某些坚果，如杏仁和核桃也能降胆固醇。没错，杏仁和核桃与其他坚果一样含有非常高的脂肪，但是这两种坚果却具有降低胆固

醇的效果，目前研究人员仍无法解释其中原

因。研究表明，连续 4 周每天食用 85 克杏仁

或核桃，就会带来明显的效果。然而，我并不建议你每天都坚持

吃坚果，虽然杏仁和核桃有降低胆固醇的效果，但它们的脂肪含

量过高，会使减重变得困难，并且让你为了提高胰岛素敏感性所

做的努力白费。

- 某些**人造奶油**添加了植物固醇，能够阻止小肠吸收胆固醇，有类
  似药物的效果。有些奶油抹酱是用芥花油和大豆油制成，里面添
  加了萃取自松树的植物固醇，可用来烘焙或煎炸食物，但是这种
  抹酱的热量和脂肪含量都不低：每一汤匙有 50 卡路里。人造奶
  油和坚果（杏仁和核桃）一样会影响你减重的效果。

- **大蒜**也能降胆固醇，但并非所有实验都显示有疗效。在有疗效的
  实验中，每天食用量约为 1/2 瓣到 1 瓣。

- **水果和蔬菜**不但零胆固醇而且脂肪含量极低，其中的 β-胡萝卜素、
  维生素 C 和维生素 E 还能降低血液中的胆固醇。当胆固醇颗粒
  在血液中流动时，有些会进入动脉壁并形成动脉粥样硬化斑块，
  这些硬化的胆固醇颗粒都出现受损或氧化的现象。**β-胡萝卜素、
  维生素 C 和维生素 E 能够防止身体因胆固醇颗粒受损或氧化而
  受到伤害，即使这些颗粒在血液中自由流动也不会影响健康。**橘
  色蔬菜比如胡萝卜和南瓜等都富含 β-胡萝卜素，但其实绿叶蔬
  菜也是胡萝卜素的宝库；维生素 C 不仅存在于甜橙中，在许多
  其他的蔬菜和水果中的含量也很高；维生素 E 的健康来源则包
  括全谷类、蔬菜和豆类。

将饮食疗法发挥出最佳效果的是多伦多大学的大卫·詹肯斯医生，

他的思考模式是这样的：假如纯素饮食（不含肉、蛋、奶），水溶性纤维（如燕麦麸），大豆，植物固醇能降低胆固醇，把这些食物全部放到处方里，那会有多大的疗效？于是他将这些要素全部综合在一起，设计了一套特殊的疗法，称为"精华饮食法"，此疗法最后证实，若将这些精华聚集起来，患者的坏胆固醇值在 4 周内就可以降低 29.6%，其治疗效果不输专门用来降低胆固醇的药物。

好习惯降低胆固醇

许多研究结果提供了降低胆固醇的理想饮食法，现在让我简要说明。关键步骤如下。

1. 排除动物性食物。

你最好避免食用肉类、乳制品和鸡蛋，如果能够完全不碰这些食物，那就避免了饮食中所有的动物性脂肪和胆固醇，你已经知道这样做对预防糖尿病很有帮助，而且心脏也一样会受益。

2. 将植物油用量减到最小。

为了尽量减少饮食中的油脂，请勿选择油性酱汁、油炸物和添加多余油脂的食物。务必看清包装食品的成分表，如果看到动物性产品或部分氢化油脂，就不要购买。另外，若是食物的每一分量里，脂肪含量超过 2 克的，也不要购买。

3. 多吃些有特殊疗效的食物。

燕麦、豆子和大豆制品等都是好的选择，这些食物热量不高，但却会令你很有饱足感，而且确实能够降低胆固醇。更何况，在三餐里吃这些食物也并不困难。

• 燕麦：每天早餐吃一碗传统的燕麦粥，并视个人口味添加肉桂

一头钻入燕麦粥的瑞克

之前介绍过的瑞克虽然一开始对本饮食计划有些担忧，但最后却适应得非常好。他学会如何用即食汤包快速做出丰盛的蔬菜汤，并在汤里加入番茄、小黄瓜、地瓜和手边现成的蔬菜；他常煮意大利面，为了方便，经常使用罐装的番茄面酱；他也常吃沙拉和煮熟的蔬菜。原本外出就餐对他是个很大的挑战，但后来他发现异国餐厅提供许多选择。

勇于提出要求也很重要。当他想吃蔬菜拼盘时，餐厅会乐意为他提供特别服务。他也查出哪些快餐餐厅可以提供素汉堡和沙拉，哪家餐厅可以点到一份像样的豆泥卷饼。

他立刻就爱上了素肉制品——用大豆蛋白制成的熏制香肠、火腿和其他实时冷肉片，他会拿这些被他戏称为"假肉"的产品来制作三明治，再加入番茄切片、生菜和第戎芥末酱。有时候他吃简单的豆子饭或包装好的米饭食品（咖喱饭、西班牙炖饭等）；他也很喜欢吃古斯米（译注：俗称北非小米，其实是小麦制品）；早餐则选择燕麦粥；在家里和上班地点也都准备了香蕉和其他水果。

虽然他觉得此饮食计划出乎意料地简单，一开始还是遇到一些困扰。他吃的食物分量都不多，而且不再吃第二盘，因为续盘好像"犯罪"一样。结果他常饿着肚子。解决方法就是多吃一点即可。另外，因为我建议吃豆类，结果他一口气吃了太多，竟然造成肠胃不适。事后，他将豆类的分量减少了一些，就不再有类似困扰了。

他的妻子也慢慢开始采用素食饮食法，结果体重不但减轻了，而且精力比之前要旺盛许多。

当瑞克来到诊所做后续的血液抽检时，他已经完全适应了这种饮食计划。才3个月的时间，他的胆固醇值已经从210毫摩尔／升降至145毫摩尔／升，其中坏胆固醇值更是远远低于100毫摩尔／升，他对检查结果非常满意。不要惊讶，这个人就是一开始说需要改变基因的瑞克。他有感而发："说真的，这不是一种饮食法，而是一种生活方式，一种适合我的生活方式。我绝对不会再采用以前的饮食法，因为我已经找到和我最契合的饮食方式了。"

粉，但是请勿添加牛奶或白砂糖，可以改加豆奶。

- **豆子**：豆子和燕麦一样，含有能够降低胆固醇的可溶性纤维。不论是烤豆、黑豆加番茄莎莎酱，或是夹斑豆的墨西哥薄饼，都富含可溶性纤维、蛋白质和全方位的营养。

- **大豆制品**：要在每天的饮食中多喝点豆奶是一件很简单的事。建议最好再多认识各种不同的大豆制品，例如低脂豆腐、丹贝和植物组织蛋白等。有些人原本不喜欢吃豆腐，但是在尝过用正确方式烹饪的豆腐菜肴之后，就爱上了它的口味。

4. 如果你超重，请确实遵守第 6 章的减重法则。

每减轻 0.45 千克，胆固醇值就可以降低 0.05 毫摩尔 / 升，减重对降低胆固醇值的效果虽然是渐进的，但其效果仍不可小觑。

5. 运动。

如果医生认为你可以运动，你会发现这对降胆固醇的帮助很大。运动不仅能降低总胆固醇值，还可以提升好胆固醇值，好胆固醇可以改善整体的健康状况。有规律的运动（1 周快走 30 分钟 5 次，或 1 周快走 1 小时 3 次）也有助于保持血压正常。请依据你目前的健康状况和医生共同设定运动的目标（请见第 11 章）。

8 周后检查胆固醇值

想知道你的计划是否奏效很简单：请严格遵守计划原则，8 周后请医生为你检查胆固醇值。如果没有达到自己设定的目标，请仔细检查饮食内容：你是否完全遵照该计划的种种原则？若你没有丝毫偏差地实行计划，但胆固醇值却没有任何改变，那有可能就是基因造成的，这种情况非常少见。

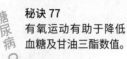
如果单靠饮食没有办法降低胆固醇，请听从医生的建议，有可能需要服用降胆固醇的药物。有些医生相信，即使胆固醇值在正常范围内，药物还是会有帮助，目前这方面的研究还在进行中。

提高好胆固醇值

以高密度脂蛋白颗粒形式存在的胆固醇之所以被称作好胆固醇，只有一个原因：它正在被你的身体排出。 就像是搬运废物的小垃圾车一样，帮你清扫动脉壁，并将胆固醇带走。如果你的好胆固醇值太低，采取下面这些步骤会有帮助。

1. 运动。

如前所述，规律有氧运动虽然对坏胆固醇没有明显的影响，但可以增加 10% 的好胆固醇。

2. 多吃豆类。

每天固定吃豆类的人，他们的好胆固醇值比不吃豆类的人高出 3%。

3. 多吃蔬菜水果。

维生素 C 也能够提高好胆固醇值。

4. 避免摄入部分氢化油脂。

这种油脂对胆固醇值会有负面的影响：提高坏胆固醇值，降低好胆固醇值。请仔细看清食物的产品成分表，特别是面包糕点类和零嘴小吃类。

5. 减重。

低脂纯素饮食的好处之一，就是可以依靠减重提升好胆固醇值。本书提供的饮食计划可以帮助你达到减重的目标。

6. 如果你抽烟，请立刻戒烟。

戒烟也有助于提高好胆固醇值。

降低甘油三酯数值

甘油三酯是血脂的成分之一，医生通常希望能够降低它们，因为这会降低患心脏病的概率。

降低甘油三酯数值很简单，请参照第 9 章的步骤，特别是减重、运动和多吃豆类——多吃豆类能够降低 17% 的甘油三酯数值。另外，还有一个步骤非常重要：避免食用白砂糖、精制白面包和第 4 章提到的高血糖生成指数食物，这些食物似乎会使甘油三酯数值上升，但富含纤维的低升糖食物则相反。若你能遵照这些原则，将会发现甘油三酯数值会快速下降。

柏纳德医生小提醒 为什么叫甘油三酯？

甘油三酯的名称来自脂肪的运送过程，身体在运送脂肪分子的时候，会先将 3 个脂肪分子附着在 1 个甘油（因为有 3 个脂肪分子，所以称为甘油三酯）上面，再将它们运送到血液的水性环境中。

一个饮食法解决多重问题

如果你从头一直阅读本书到这里，应该会得出一项令人振奋的结论：你无须为了解决不同的问题，如治疗糖尿病、降胆固醇和减重，而

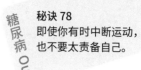
采取 3 种不同的饮食法。如果饮食法避免摄取动物性食物、少用植物油，并且着重摄取高纤维的低血糖生成指数食物，这 3 个问题就可以同时解决。

降低糖化血红蛋白值和降低胆固醇对心脏一样有益，随着时间的推移，那些能良好控制血糖的患者的心脏问题会越来越少。

低脂纯素饮食法也能够帮助控制血压，因为在减重的同时，血压也会降低，素食对血压的影响比对体重的影响还要大。以植物性食物为主的饮食可以摄取很多钾，这种矿物质有助于降低血压。不含动物性脂肪的饮食还能够降低血液的浓稠度（也就是说，血液质地变得像水一样），所以血液在血管中畅通无阻。

对许多人来说，改变饮食的疗效可以和药物媲美，有时甚至能够超越药物的效果。然而如果你在尽了最大的努力之后，不知为何仍然无法控制胆固醇、血压和血糖，你的医生将会用药物来弥补你食疗的不足。

13 小心你的神经、眼睛和肾脏

吃对食物，拒绝并发症

> 如果你认为病情绝对会恶化下去，请务必保持乐观。命运其实掌握在自己手上！

塞尔温在 58 岁时得知我们正在征求研究计划的参与者，他来自特立尼达和多巴哥，在 20 年前被诊断出罹患糖尿病，而且疾病已经严重影响他的眼睛健康，现正接受青光眼的治疗。

神经病变更使他痛苦，研究开始前的 18 个月，他的足部疼痛与日俱增。他说："这种痛苦实在令人难以忍受，小腿以下的部位都十分疼痛，特别是左脚，而且越到下午越痛。每当下班回到家里，我一定得把双脚抬高。晚上的时候，脚掌不但又痛又痒，而且皮肤还有灼烧感。"

塞尔温为了找出疾病发生的原因，做了许多检查，最后医生认定是糖尿病造成的。虽然他每天使用两次胰岛素，但糖尿病并没有得到很好的控制。

他开始练习伸展运动，似乎稍微减轻了一些痛苦。当我们正式展开研究时，他就开始了低脂纯素饮食法，这种饮食法不但适合他的口味，而且大大改善了病情。

在研究初期，他的糖化血红蛋白值是 9.1%，自从采用我们的饮食计划之后，他的血糖就快速下降。在 1 个月内，他就出现几次低血糖症，所以医生给他减少了胰岛素的使用量，尽管药量减少了，但他这 3 个月的糖化血红蛋白值竟降至 7.7%，虽然暂时未能达到健康值，还是有很大的进步。

研究进行了 6 个月后，他注意到一个特别的现象。他说："我发现我的身体出现了很大的转变，原本我一直很痛，但最近发现疼痛感减轻了。"随着时间的推移，情况变得越来越好，他几乎感觉不到疼痛，最后他自己都感到惊讶——疼痛完全消失了。他说："我已经变得完全和正常人一样，现在没有再出现过任何疼痛了。"

假如有一种药可以达到这样的效果，那一定会大受欢迎。他说："我像完全变了一个人一样。"

健康的饮食不仅能够降低血糖，还有益于全身的健康。如果没有好好控制住糖尿病，高血糖不只会损害心脏，还会伤害神经、眼睛和肾脏，还好你将进行的这项饮食计划能够避免产生这些问题。本章将告诉你如何保持全身各部位的健康。

预防神经病变

糖尿病患者容易罹患两种神经方面的病变。

· 周围神经病变

又称"感觉神经病变"，是指控制感觉和肌肉运动的神经受损。这种病变会造成足部和手部又痛又痒，偶尔会出现麻木或无力的情况。你一定要严肃看待这些征兆，因为虽然有时病情会有所改善，但如果稍不小心，就有可能急速恶化。

足部神经迟钝有时候会让你忽视足部的伤口，如果神经没有感觉，就不会注意到小割伤或小擦伤，伤口愈合速度也会变慢，结果会导致伤口溃烂或感染。许多糖尿病患者最终必须截肢，假如患者好好护理足部，就不会发生这种情况。

·自主神经病变

控制身体内部功能的神经出现异常，会造成消化道问题，比如恶心、呕吐、便秘或腹泻；膀胱控制和性功能也会受到影响；其他症状包括晕眩、昏迷、出汗量大增或大减、视觉困难（如无法适应强光和黑暗），以及容易忽略身体发出低血糖症的警告信号。

预防和治疗神经病变的关键在于控制好糖尿病病情，特别是将血糖维持在正常范围，可以从饮食和运动着手。如果你已经出现神经病变，请重新详阅第 4 章，并确实遵守里面提到的饮食原则，目标是在医生的指导下，将血糖控制在最佳状态。如果单靠转变饮食和生活习惯并不能控制住血糖，还是需要用药物辅助治疗。

话虽如此，你不应该一开始就想着依赖药物。饮食和药物有时会有非常强大的疗效，加利福尼亚州的米尔顿·克兰（Milton Crane）医生就证实了这一点。他要求 21 位出现周围神经病变的患者做两件事：开始进行低脂纯素的饮食，以及每天走路 30 分钟。结果出现快速又强大的疗效：两周内 17 位患者脚部的疼痛完全消失，其余 4 位患者的疼痛也得到一定的缓解。

治疗神经病变的营养补充品

研究人员已经测试下面 4 种补充品的效果，然而目前还需进一步实验来研究其有效性、合适的剂量及适用的族群。现在的研究仍无法证实这些产品可以治疗神经病变，所以我并非建议你去服用这 4 种补充品，不过你可以了解它们可能带来的效果。

- **硫辛酸**：似乎能够改善神经病变的症状。这是一种强力的抗氧化剂，有助于增强循环系统的健康。研究实验采用静脉注射和口服式，目前仍未清楚最佳的服用剂量。
- **γ- 亚麻酸**：是一种 ω-6 脂肪酸，健康食品店通常都有售卖。每天服用 480 毫克似乎有助于改善神经病变的症状。
- **肉碱**：每天服用 1000 毫克可以减轻神经病变的痛苦。
- **镁**：每天服用 300 毫克似乎能减缓神经病变的恶化速度。

如果你已经出现神经病变

若你的足部神经已经受到损害，必须定期做检查并用心照顾足部；如果已经丧失部分感觉，请务必每天检查足部是否受伤或感染，若有部位出现红肿，需要立刻就医。

避免赤脚走路——假如你的足部已经丧失部分感觉，那即使踩到能刮伤皮肤的东西，你也不会发现。穿着合脚的鞋子才不会磨出水泡，试穿新鞋时动作要缓慢，防止压伤足部。趾甲要保持健康，注意不要过分修剪。假设你的视力不良或是修剪趾甲困难，可以请足部医生帮你检查足部或修剪趾甲。

一定要注意眼睛的健康

眼睛是一台精致的照相机，为你捕捉周遭环境，然后将细节精准地传达到脑部，你才得以观察和记忆。眼睛里的许多部位如同相机一样脆弱，很容易受到伤害。每个人的眼睛都很脆弱，糖尿病患者更需要特别注意。保护眼睛的最佳方法是控制血糖、血压和胆固醇。

眼睛一旦变得脆弱，容易引发眼部疾病：第一，压力会在眼睛的前房积聚。前眼房的眼压升高会导致视网膜和视神经受损，这就是青光眼。第二，患上影响晶状体透明度的白内障。第三，视网膜病变，视网膜的血管容易受到伤害。

让我们看看如何避免这3种长期性的眼部疾病。

青光眼

青光眼有许多不同的类型，通常是眼睛内部的压力挤压视网膜微细的血管，不但伤害视网膜也损害视神经。

高血压及高血糖都会增加罹患青光眼的概率，最佳的防护之道就是善用本书的知识，将血压和血糖值控制在最佳状态。如果及早发现青光眼，治疗（用处方眼药滴剂）效果通常都非常好。

初期的青光眼可能完全没有症状，所以至少每年都请眼科医生为你做一次检查。

白内障

如果眼睛的晶状体从原本水晶般澄澈的镜面，变成像蜡纸一样浑

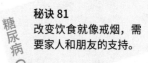

浊，医生就会诊断患有白内障。你可能会出现视物模糊、复视、虹视等现象，以及在强烈阳光下或夜晚开车时会过度眩光。

虽然近几年白内障手术已经有了很大的进步，最理想的情况还是保持眼睛的健康。你可以采取许多预防的方法。

第一，请勿吸烟并防止眼睛受到强光的伤害。

第二，如果你遵照第 4 章为糖尿病患者设计的饮食计划，也可以改善眼睛的健康——必须避免食用动物性食物、将植物油用量减到最小，以及选择低血糖生成指数的食物。这些步骤已被证明有助于降低患白内障的风险。研究表明：避免摄取高脂食物的人较少患白内障。

不吃乳制品的人很少患白内障。一般来说，不吃乳制品的人患白内障的概率比其他人低了许多。问题不是来自乳制品中的脂肪，而是乳糖，也就是牛奶的糖分。

乳糖在消化道中被分解为半乳糖，这种物质会进入晶状体，缺乏分解半乳糖酵素的婴儿在出生后 1 年内就会患上白内障。现在研究人员仍在调查乳制品是否会造成白内障，但因为存在这种可能性，我们最好还是避免食用乳制品。

很多食物都可以保护眼睛，最有价值的要数绿叶蔬菜，如西蓝花、菠菜、羽衣甘蓝和芥末叶。这些食物含有丰富的抗氧化素：叶黄素和玉米黄素，这两种物质可以保护晶状体。

富含维生素 C 和维生素 E 的食物也有帮助。维生素 C 存在于甜橙、甜椒、香瓜、草莓、番茄、地瓜和猕猴桃中；其他较容易被忽视的来源是十字花科蔬菜，如西蓝花、球芽甘蓝和羽衣甘蓝等。维生素 E 的健康来源是煮熟的菠菜、豆奶、芒果、小麦胚芽和一般复合维生素。不饮酒的人患白内障的概率比其他人低 10%。即使适量饮酒，比如 1 周小酌 2

次，都会增加罹患白内障的风险。

视网膜病变

视网膜位于眼睛的后方，其作用类似相机的底片。视网膜里有无数的神经负责为大脑接收并传递影像信号。视网膜也如同底片一样脆弱，高血糖、高血压和高胆固醇都会伤害视网膜，也就是视网膜病变。视网膜病变主要有以下两种形式。

- **非增殖性视网膜病变**：毛细血管膨胀造成体液渗出到视网膜中，导致脂肪增生，这就是非增殖性视网膜病变。大部分的非增殖性视网膜病变都不算严重，无须特别的治疗，但最好还是定期请眼科医生为你检查眼睛，以确定病情没有恶化。
- **增殖性视网膜病变**：毛细血管过度受伤时就会封闭起来，这时异常的新血管就会在视网膜内增殖，这些新生血管非常脆弱，一旦出血就会导致结痂，甚至造成视网膜脱离。眼科医生会用激光治疗异常的血管。

糖尿病患者可能出现不同程度的视网膜病变，还好有很多防止病情恶化的方法。良好的血糖控制可保护眼睛，现在你应该在这方面驾轻就熟。前述的饮食计划能帮助你达成目标，对降低血压和胆固醇也有帮助。

如果单靠饮食无法改善血糖，医生也会视情况开药。视网膜病变初期没有明显症状，所以必须定期请医生检查眼睛，并用"食物能救命"的心态来调整你的饮食。事实上，食物的选择正确与否的确攸关视力的好坏。

找回健康的肾脏

肾脏是由无数个小"过滤器"组成的。肾小球负责净化血液、将废物送到尿液、保留蛋白质和其他正常的血液成分。同视网膜的小血管一样，肾脏的小血管也很容易受损。高血压、高血糖和高胆固醇都会伤害肾脏的小血管，这就会造成医生所称的肾脏病。

肾脏病若未被及时控制，可能最终会恶化至需要透析或做肾脏移植的程度，不用说，你也不希望这样的事情发生。下面是一些你可以采取的饮食步骤。

第一，请遵照第 4 章为糖尿病患者设计的饮食法。

对肾脏健康而言，虽然减少脂肪和胆固醇的摄取量、降低血糖和血压都极为重要，但更要注意避免摄取动物性蛋白质，因为动物性蛋白质会极大地增加肾脏的负担，而摄取植物性蛋白质却可以保护肾脏。

这点非常重要，所以请认真听我作进一步说明。蛋白、鸡胸肉和黑线鳕鱼的蛋白质含量极高，所以许多人将这些食物视为健康食品。正是因为它们的高蛋白含量，所以我们要避免摄取这类食物。摄取的动物性蛋白质越少，患肾脏病的概率也越低。从植物性食物摄取蛋白质要安全得多，比如豆类、蔬菜和全谷类都是很健康的蛋白质来源。

低脂纯素的饮食法不但完全不含动物性蛋白质、胆固醇和动物性脂肪，还能够降低血压，这对保护肾脏健康也很重要。

第二，一定要避免吸烟。

吸烟的坏处不胜枚举，其中之一就是会伤害血管。

如果你在尽了最大的努力后，仍无法降低血压、血糖和胆固醇，医生会为你开药进行治疗。有时候，即使这些数值都正常，有些医生还是会开药来保护你肾脏的组织，这要视个人健康情况而定。

我们最近的研究追踪了参与者的肾脏健康状况。为了让研究人员测量他们尿液中白蛋白的流失量，他们必须连续 2 天每 24 小时采集尿液一次。参与者在开始采取新饮食计划之前，先做一次检查，22 周后再做一次。

在这段时间内，遵循美国糖尿病协会饮食指南的控制组，白蛋白的平均流失量降低了 21%，这是积极的改变。然而，纯素饮食组完全没有摄取动物性蛋白质、动物性脂肪和胆固醇，他们白蛋白的平均流失量降低了 56%，现有蛋白质不到刚开始的一半。

变健康并保持健康

如果你的体重一直在增加，需要越来越多的药物治疗，或者出现 1 种以上的并发症，那么你的目标就是要逆转这些情况。不管你的目标是有效减重、不再复胖、降低或完全停药、逆转心脏病，还是改善视网膜病变等并发症，现在我们知道这都是有希望达成的。如果你认为病情绝对会恶化下去，请务必保持乐观。命运其实掌握在自己手上！

14 给医护人员的备忘录

别让患者讨价还价

当医护人员委婉地告诉患者，只要"大部分时间遵守饮食计划即可"或"尽力就好"，其实等于害他们误入歧途。

虽然本书的目标受众是糖尿病患者，但有几点必须提出来供医护人员参考。以往患者总是抱怨一般的糖尿病饮食法疗效不彰，只能依赖越来越高的药量，医护人员对这种情况早已司空见惯。但医护人员和患者都觉得，本书的计划不但令人耳目一新，且疗效极佳。

对实行本计划的患者来说，医护人员扮演着重要的角色。在治疗糖尿病的过程中，他们负责教育和鼓励患者，同时从旁指导和追踪患者进展。

我们的调查研究发现，使用胰岛素或促胰岛素分泌剂的患者在改善饮食之后，通常会发生低血糖症，所以当患者开始进行这项新饮食计划的时候，你要预先告知他们也许会出现低血糖症，也要随时视情况调整药量。另外，他们必须知道发生低血糖症是由药物引起的，并非他们身体状况出了问题。下面再进一步说明。

医护人员的角色

医护人员有很多方法协助患者应对饮食上重大的转变。当然，一定要鼓励患者改变。很多患者都亲眼看到自己的父母或祖父母最终出现可怕的糖尿病并发症，诸如眼睛问题、肾脏疾病，甚至导致截肢的足部问题，也有许多患者是在经历过神经病变或其他问题后，才决定要认真看待这一疾病。患者必须知道，如果他们能够听从你的建议，其中包括保持良好的饮食习惯，那么还是有希望避免这些问题的发生，这绝对是千真万确的。

医护人员最好告诉患者这项饮食计划和他们之前尝试过的完全不同，而且可能需要学习一些新技巧。他们将会发掘一些新食物、新餐厅，以及在常去的餐厅的菜单里，发现以往没注意到的菜肴。

如果医护人员自己也很熟悉这些食物的选择，那就能给予患者最大的帮助。如果医护人员还没有尝试过低脂纯素饮食，我强烈建议医护人员尝试看看。医护人员不但能够改善健康，一旦有了亲身经验，将能更好地回答患者的问题，而且会发自内心地鼓励患者进行改变。

医护人员可以帮助患者安排一段时间（如3周）来尝试这种饮食计划。暂时不用让患者下决心要一辈子都坚持这一计划，但在这3周内，患者必须百分百遵照本书的原则，以便能够得到最大的疗效。一旦患者发现这个饮食计划带来的效果，他们很可能就会想持之以恒地实施下去。

有时候医护人员会希望不太过严格地要求患者——千万不要这么做。 当医护人员委婉地告诉患者，只要"大部分时间遵守饮食计划即可"或"尽力就好"，其实等于害他们误入歧途。如果患者有酗酒或吸烟的习惯，医护人员绝对不会让患者努力就好，因为医护人员都知道患

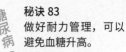
者若想要戒掉烟酒，他们必须严格执行戒瘾计划，想"讨价还价"的患者最终是无法达到目标的。实行饮食计划和戒掉烟酒一样，医护人员最好能鼓励患者严格执行计划，不能有一点松懈。

有时一些患者会故态复萌，他们几乎会立刻发现体重在悄悄上升，血糖也逐渐升高。他们到达医护人员的办公室时充满着罪恶感，很多人会用"罪恶"或"堕落"等字眼来形容食物。但我建议医护人员对此还是持积极的态度，**不要对患者进行道德式的说教，最好还是将重点放在生物学上，这才是值得讨论的地方。**

就生物学来说，当患者的饮食中又掺入脂肪，很可能细胞内又开始累积脂肪，这很可能会降低他们的胰岛素敏感性。请鼓励他们振作起来，重新开始。

有时候，医护人员必须鼓励某些患者吃一些富含碳水化合物的食物，因为有些患者在学会计算碳水化合物的方法之后，很可能觉得这类食物对健康有害，现在正流行的低碳水化合物饮食法，对此误解更有推波助澜之效。医护人员应该提醒患者，在以碳水化合物为传统主食的国家和地区，比如亚洲国家，人们都以米饭和面食为主食，和西方国家的人们比起来，他们患糖尿病的概率一直都很低。

为了确保患者营养充足，医护人员可以要求他们每天服用复合维生素，这对所有患者来说，都是很好的建议。想要摄取充足的维生素 B_{12}，与其记住哪些纯素食品富含维生素 B_{12}，不如直接服用复合维生素。

注意低血糖症

使用胰岛素或促胰岛素分泌剂的患者，很容易发生低血糖症，尤其是在改善饮食和减重之后。

以我的经验来看，有约半数使用磺酰脲类药物（Sulfonylurea）或那格列奈（Nateglinide）的患者及绝大部分使用胰岛素的患者，通常在采用低脂纯素饮食法后的几周内，就会出现低血糖症。

患者会很高兴看到自己的健康获得了显著的改善，以往的药量产生的药效现在已经太强了，可是他们仍不清楚为什么会出现低血糖症。医护人员一定要告诉患者那是药物引起的，而非患者身体的问题。患者在计划一开始就要知道应该如何处理低血糖症，也要知道应该向谁求助。

当然，情况紧急时要先测量血糖，服用葡萄糖片或吃一些东西，这些是患者在出现低血糖症时需要立刻采取的行动。医护人员应该告诉患者更详细的处理步骤，并且要求他们即使在周末也要随身携带医护人员（或诊所）的电话号码，这样发生紧急情况时才能立刻联系医护人员。本书第 118 页有针对如何处理低血糖症的详细说明。

其他资源

在治疗糖尿病患者时，医护人员一定要和领有执照的营养师密切合作，他们最好也获得了糖尿病教育者证书的认证，同时是美国饮食协会里"素食营养饮食实践组"的成员，该小组里有许多专精素食教育的营养师。

2006 年，美国责任医师协会（PCRM）成立了一个免费且非商业性的网站 www.NutritionMD.org，里面不但提供营养知识，还教育大众如何实践低脂纯素饮食法。该网站也有数百种食谱、超市购物单及许多其他有用的资料。请善加利用并鼓励患者经常浏览该网站进行学习。

菜单和食谱

本部分的菜单和食谱由资深主厨、食谱设计师和食物评论家布莉安娜·克拉克·葛鲁根设计。她来自加利福尼亚州，现定居不列颠哥伦比亚省。她所著的烹饪书籍内容涵盖广泛的食物种类和各式烹调技巧，有简单、快速的食谱，也有极富民族特色的美食制作方法。

布莉安娜·克拉克·葛鲁根设计的食物口味既浓郁又具特殊风情，尝起来和一般餐点不一样。你会发现，她的烹饪风味会超越食材本身的口感和香气，每道菜肴都巧妙融合了简单的食物和精选的香料，这造就了它们与众不同的美味。

也许她是故意利用食物的第 5 种味道。西方口味习惯甜咸酸苦 4 味，但食品科学家很久以前就发现舌头还能尝到第 5 种味道，描述这个味道最好的形容词也许就是"美味"（亚洲厨师称之为"鲜味"）。

数十年前，食品研究员早已发现，肉类食物和加了增味剂（如味精）的食物会让我们舌尖感受到这种美味。当然，注重健康的厨师希望能用较健康的食材来触动我们的味蕾。布莉安娜·克拉克·葛鲁根发现，某些食物特别的组合的确能够增加菜肴的美味和香气。

这里收集的食谱是针对各种不同的口味而设计的，兼具各式美食风格，有大众化的口味，也有异于传统的风味。食谱里面若是含有不常见的原料，我们都会在附录 II 中特别说明。在此非常感谢营养师嘉柏丽·透那·麦格利（Gabrielle Turner-McGrievy）女士和营养师珍妮佛·莱利（Jennifer Reilly）女士为本书提供更多食谱。

如何蒸炒

很多食谱都提到蒸炒，这是不用油脂来炒菜的烹饪法。做法如下。

用中火将炒菜锅烧热，锅里放入食材（如洋葱片或其他蔬菜），然后加入

1～2汤匙的液体（水、低钠高汤或酒），水量只要加到食材不会粘锅即可。不要一次放太多食材，不然就会变成炖菜。火力调到大火让液体煮干，边煮边用木铲或汤匙搅拌，直到食材达到你喜欢的熟度。

你可以用这个方法来做焦糖洋葱。做法如下：一旦锅底和边缘的洋葱开始焦糖化，立刻加入一些液体，然后将剩余的洋葱放入锅中混合并持续搅拌，直到洋葱变色且软滑为止。小心不要煎焦了。

也可以用微波炉来蒸熟。将食材和液体（1～2汤匙）倒入一个玻璃器皿中，如10寸圆烤盘或派饼盘，盖上玻璃盖或倒入可用微波炉加热的盘子。用大火加热5分钟，直到蔬菜变软为止，然后拿出来继续下一烹饪步骤。有微波炉的人都知道，你可以用它来烹饪蔬菜，但没办法拿它来爆香蔬菜或让食物焦糖化。如果想要有焦糖或酥脆的口感，那要用传统炉火才行。

1 周健康菜单		
第1天	早餐	· 果香燕麦粥 · 豆奶 · 全麦仁松饼
	午餐	· 眉豆地瓜汤 · 黑麦面包或发芽谷物面包 · 橘子切片、菠菜沙拉
	点心	· 水果奶昔
	晚餐	· 扁豆番茄红酱意大利面 · 清蒸西蓝花 · 甜橙加苹果酱的枣糕
第2天	早餐	· 高蛋白燕麦华夫饼 · 莓类切片 · 大豆酸奶
	午餐	· 菠菜鹰嘴豆泥和发芽麦饼夹蔬菜 · 藜麦和碎小麦番茄沙拉、甜橙

（续表）

第2天	点心	· 墨西哥式烤玉米片、番茄莎莎酱和素食豆泥
	晚餐	· 印尼式炒面 · 泰式卷心菜丝沙拉 · 新鲜水果
第3天	早餐	· 炒豆腐 · 黑麦面包 · 水果沙拉
	午餐	· 芦笋素火腿帕尼尼三明治、低脂素肉片和芝麻菜 · 蘑菇浓汤
	点心	· 苹果切片蘸柠檬乳霜
	晚餐	· 中东式柠檬朝鲜蓟塔吉锅美食 · 西班牙式碎小麦和藜麦炖饭 · 嫩叶综合沙拉蘸黑胡椒浓酱 · 莓果慕斯
第4天	早餐	· 果香燕麦粥 · 豆奶
	午餐	· 红扁豆地瓜汤 · 意大利煎饺
	点心	· 生蔬菜 · 黑麦脆饼 · 菠菜蘸酱
	晚餐	· 大豆帕玛森奶酪烤茄子 · 绿叶沙拉加红酒醋 · 西班牙式碎小麦和藜麦炖饭 · 新鲜水果
第5天	早餐	· 用松饼锅烤的冷冻脱脂马铃薯饼 · 低脂素食香肠 · 甜橙切片

第5天	午餐	· 墨西哥式黑豆塔可软饼 · 圣女果糙米沙拉佐朝鲜蓟
	点心	· 甜橙加苹果酱的枣糕 · 植物奶
	晚餐	· 巴尔干式炖品 · 脆皮黑麦面包 · 柠檬球芽甘蓝佐素培根 · 新鲜水果
第6天	早餐	· 欧式冷燕麦片 · 豆奶 · 新鲜水果
	午餐	· 美式邂逅乔汉堡 · 蔬菜沙拉
	点心	· 全麦脆饼 · 塞浦路斯式黄豌豆蘸莳萝抹酱
	晚餐	· 白豆炖地瓜 · 美式邂逅乔汉堡 · 清炒波特大蘑菇沙拉 · 蔓越莓甜橙梨口味格兰诺拉麦片
第7天	早餐	· 麦果松饼蘸苹果醋枫糖浆 · 新鲜水果 · 英式燕麦司康饼 · 超软大麦玉米面包
	午餐	· 大麦和冬南瓜巧达汤 · 紫甘蓝沙拉佐蔓越莓和苹果
	点心	· 凤梨雪酪冰棒
	晚餐	· 素食综合炖豆 · 素培根生菜番茄沙拉

早餐

◎果香燕麦粥（1 人份）

早餐粥类请试吃蒸压式大燕麦片，味道很好，富含水溶性纤维且具有低血糖生成指数。大燕麦片煮熟时间比燕麦久，若你事先浸泡，则可以缩短烹饪时间。可以视口味添加植物奶或加甜味剂增加风味。

材料

1/3 杯燕麦片、少许盐、3/4 杯水、1 汤匙麦麸、半个中型带皮苹果或其他水果（约 70 克，去籽切片）、1½ 茶匙亚麻籽粉。

做法

1. **提前准备**：将燕麦片、盐和水放在一个可放入微波炉的碗里，前一晚加盖冷藏（烹煮燕麦片常会溢出锅外，所以请用容量大于 950 毫升的碗）。

2. **微波炉煮法**：将麦麸和苹果或其他水果加入浸泡燕麦片的碗中，用一个微波专用盘覆盖住碗，用微波炉大火加热 2 分钟，最后用中火加热 4 分钟，再加入亚麻籽粉。

3. **一般煮法**：将浸泡好的燕麦片、麦麸、苹果或其他水果放入不粘锅里，用大火煮到沸腾，一边煮一边搅拌。然后将火力调小，加盖时留一点缝隙，用小火煮 15 分钟，不时搅拌。最终质感浓稠，如果太稀，就用小火煮到喜欢的浓度。

营养标示（每一份）

热量	蛋白质	碳水化合物	糖	脂肪	脂肪提供热量占比	胆固醇	纤维	钠
197 卡路里	6 克	8 克	8 克	2 克	9%	0	42 克	252 毫克

◎炒豆腐（1人份）

如果你手边已经准备好自己搭配的豆腐调味炒料，那么炒豆腐所需时间就和炒蛋差不多。先摇匀或搅匀调味炒料，然后用量杯测量需要的分量。炒豆腐可以夹在早餐豆泥卷饼、发芽小麦做的塔可软饼或玉米薄饼里，再加上番茄莎莎酱即可。也可拿来代替传统墨西哥早餐里的煎蛋。

材料

1. 豆腐调味炒料：1 汤匙营养酵母粉、5 汤匙又 1 茶匙洋葱粉、4 茶匙咖喱粉、4 茶匙盐、4 茶匙姜黄粉、4 茶匙小茴香粉。
2. 炒豆腐原料：1½ 茶匙豆腐调味炒料、115 克内酯豆腐、2 汤匙低脂豆奶（可以不加）。

做法

1. 混合：用干粉搅拌机或迷你食物处理机混合营养酵母粉、洋葱粉、咖喱粉、盐、姜黄粉和小茴香粉，然后放入密封罐中保存。
2. 微波炉煮法：将原料放在微波专用盘中，混合均匀以后加盖，用微波炉大火加热 2 分钟左右。
3. 一般煮法：将豆腐和炒料混合放在一个中型碗中，视口味加入低脂豆奶，用一口厚底不粘锅煮到喜欢的稠稀度，时而用锅铲搅拌。

变化

- 炒豆腐什锦：视个人口味可加入素培根切片或素火腿、素培根碎片、蒸炒洋葱片、葱、蘑菇、红椒、番茄。如果是用微波炉烹饪，请将蔬菜放在盘子底部、豆腐（和炒料混匀）放在蔬菜上方。在摆盘前充分将原料混合均匀。

营养标示（每一份）

热量	蛋白质	碳水化合物	糖	脂肪	脂肪提供热量占比	胆固醇	纤维	钠
54 卡路里	9 克	3 克	1 克	1 克	17%	0	1 克	252 毫克

◎欧式冷燕麦片（4 人份）

燕麦果泥发源于瑞士，营养价值很高，是一种可生食且易于消化的早餐麦片。市面上售卖的种类，价格通常非常昂贵，但是如果你愿意在前一晚预先准备，也可以用简单且快速的方法自制最传统的欧式冷燕麦片。食用时可视口味添加植物奶、大豆酸奶、黑糖、枫糖浆或龙舌兰糖浆。

材料

1½ 杯燕麦片或其他全麦麦片，1½ 杯水，2 汤匙麦麸，2 汤匙黑加仑干或葡萄干、其他干果，少许盐，2 个带皮苹果（切成薄片），2 汤匙又 1 茶匙柠檬汁。

做法

1. **提前准备**：将燕麦片或其他全麦麦片和水放在碗中，于前一晚置冰箱冷藏。
2. **食用前**：在浸泡好的麦片上撒上麦麸、黑加仑干或葡萄干、苹果和柠檬汁。

注意事项：如果只做 1 人份，请用 6 汤匙燕麦片、6 汤匙水、1 茶匙麦麸、1 茶匙干果、少许盐、半个小苹果（切丝）、2 茶匙柠檬汁。

营养标示（每一份）

热量	蛋白质	碳水化合物	糖	脂肪	脂肪提供热量占比	胆固醇	纤维	钠
173 卡路里	6 克	36 克	11 克	2 克	10%	0	6 克	122 毫克

◎ 英式燕麦司康饼（12 人份）

刚出炉时，请立刻享用，放太久会失去风味。可搭配低糖果酱食用。

材料

1 杯传统燕麦、1¼ 杯全麦烘焙常用面粉（非一般全麦面粉）、1 茶匙糖、少许烘焙常用苏打粉、少许盐、1/4 杯低脂豆奶、1 汤匙柠檬汁或醋、少许葛缕子。

做法

1. 将烤箱预热至 205 摄氏度。用干粉搅拌机将燕麦打成细粉状，倒入一个中型碗中，加入全麦烘焙常用面粉、糖（可预留一点最后用）、烘焙常用苏打粉和盐，充分混合均匀。

2. 将低脂豆奶和柠檬汁或醋倒入一个小碗中。再加入刚刚混合好的燕麦面粉糊，用叉子稍微搅拌一下。

3. 用大汤匙舀出豆奶燕麦泥，放入两个不粘烤盘（或将烘焙纸铺在烤盘上），总共可做出 12 个小圆团，并将圆团上方抹平。放入烤箱烤约 15 分钟，趁热用叉子将圆团分成两半。

4. 若想做成班诺克面包（美国和苏格兰的一种由大圆形平底锅烘烤的快速面包）形状，则将面团分成两半，手沾湿后，将面团揉成两个圆团，各放置在 9 寸的蛋糕不粘烤盘中（或是将剪成圆形的烘焙纸铺在烤盘上）。用刀将圆团切成 6 个楔形，放入烤箱烤 15 ～ 20 分钟。

5. 撒上糖或葛缕子。

变化

· **黑加仑司康饼：**加入 1/4 ～ 1/2 杯黑加仑干，也可加入 3/4 杯苹果细丝。

· **香草司康饼：**加入 1/2 杯你喜欢的新鲜香草，测量分量的时候，不用特别将香草压扁。

· **香草班诺克面包：**成品类似佛卡夏面包（一种起源于意大利的扁平面包），制作快速，是很好的点心。在燕麦司康面团里加入 1/2 杯香草，将面团分成两半。用指尖将面团上方按压出许多小洞。用喷雾器在面团上喷点水，然后撒上粗盐或大豆帕玛森奶酪，也可以撒上蒸炒式或香烤式蘑菇片、甜椒和（或）洋葱。食用时可佐以意大利黑醋。

营养标示（每一份）

热量	蛋白质	碳水化合物	糖	脂肪	脂肪提供热量占比	胆固醇	纤维	钠
77 卡路里	3 克	15 克	1 克	1 克	12%	0	2 克	144 毫克

◎ 超软大麦玉米面包（6 人份）

你可以在很短的时间内做出高纤维低脂玉米面包，烘焙时间只需 15 分钟。最好使用传统石磨研制的黄玉米粉。

材料

3/4 杯黄玉米粉、1/2 杯大麦粉、1/3 杯全麦面粉、2 汤匙糖、2 茶匙烘焙常用面粉、少许盐、少许烘焙常用苏打粉、1 杯低脂豆奶、1/4 杯原味苹果酱。

做法

1. 将烤箱预热至 220 摄氏度。在一个中型碗里将黄玉米粉、大麦粉和全麦面粉、糖、烘焙常用面粉、盐和烘焙常用苏打粉搅拌均匀。

2. 加入低脂豆奶和原味苹果酱，再次搅拌均匀。

3. 将面糊舀进 1 个 8 寸的烤盘中，将上方抹至滑顺。放入烤箱烤约 15 分钟，趁热将大麦玉米面包分为 6 份。

营养标示（每一份）

热量	蛋白质	碳水化合物	糖	脂肪	脂肪提供热量占比	胆固醇	纤维	钠
150 卡路里	4 克	32 克	5 克	1 克	6%	0	3 克	237 毫克

◎高蛋白燕麦华夫饼（5 人份）

如果你从未亲手制作过这种既酥脆又营养的华夫饼，你一定猜不出来豆子竟是原料之一。只要睡前花几分钟浸泡豆子，早上就可以用搅拌机快速做出豆子面糊（如果不想添加油脂，你必须要用一口高质量的不粘锅）。

这种华夫饼烘烤时间要比一般松饼久一点，所以最好提前制作，食用前用烤面包机加热几分钟即可。如果在华夫饼上加点炖豆子或蔬菜，就是一份很棒的午餐或晚餐。若想做出完全不含麸质的华夫饼，可以用糙米片或藜麦代替燕麦。

材料

1/2 杯干燥白豆或白芸豆，2¼ 杯水，1¾ 杯传统燕麦，2 汤匙糖或 1 汤匙糖浆，3/4 汤匙亚麻籽，1 汤匙烘焙常用面粉，1½ 茶匙香草萃取物（或用 3/4 茶匙香草萃取物加上 3/4 茶匙甜橙、杏仁或椰子的萃取物），1 茶匙盐。

做法

1. **提前准备：** 将干燥白豆放在一个大碗中，并加入大量的水，加盖置于冰箱冷藏，可以放置隔夜，最久可泡 1 星期。

2. 将浸泡干燥白豆的水倒掉。将 2¼ 杯水与干燥白豆、传统燕麦、糖浆、亚麻籽、烘焙常用面粉、香草萃取物及盐一起在搅拌机里混合均匀，搅拌至滑顺、蓬松且具气泡为止。放在旁边备用，然后预热一口华夫饼专用铁锅。

3. 要做出 4 寸的华夫饼，将 1/3 杯豆子面糊倒入预热好的铁锅内，将锅盖合上，至少加热 8 分钟。如果 8 分钟过后盖子仍难以开启，再加热 1～2 分钟。

4. 依照同样的方式一一烹饪剩下的豆子面糊，记得将豆子面糊倒进锅内前要先稍微搅拌一下。如果豆子面糊变得比较干硬的话，加点水就可以恢复原来的质地。

5. 华夫饼成品应该金黄酥脆。可以趁热食用，或在网架上放凉，然后放在密封盒里冷冻。吃的时候可加入你最喜欢的配料。

营养标示（每一份）

热量	蛋白质	碳水化合物	糖	脂肪	脂肪提供热量占比	胆固醇	纤维	钠
196 卡路里	10 克	35 克	2 克	3 克	14%	0	6 克	386 毫克

◎全麦仁松饼（3 人份）

谁会想到用搅拌机可以快速让现磨的小麦变成口感蓬松的美味松饼？试试下面这份食谱。如果有剩下来的面团，拿来做华夫饼也很适合。

材料

1 杯全麦仁、1 汤匙亚麻籽、2 杯水、1/3 杯鹰嘴豆泥或低脂大豆粉、1 汤匙糖、2 茶匙柠檬汁、2 茶匙烘焙常用面粉、少许烘焙常用苏打粉、少许盐。

做法

1. 将全麦仁、亚麻籽和水一起放进搅拌机中，高速搅拌 2 分钟。再加入低脂大豆粉，连续搅拌 2 ～ 3 分钟直到非常滑顺为止。

2. 再加入糖、柠檬汁、烘焙常用面粉、烘焙常用苏打粉和盐，再次搅拌至充分混合。

3. 用大火加热一口厚底煎锅或炒锅（不粘电煎锅加热非常均匀），直到滴水下去会溅起来且快速蒸发为止。火力调至中大火。将面糊一团一团快速放入锅中，面团之间要预留一些膨胀的空间，如果煎锅一次放不下所有的面团，可分两三次煎。当面团表面出现气泡时就轻轻地翻面，避免煎过头。当你将松饼盛起来时，其表面应该有点鼓鼓的，这样吃起来才有蛋糕般蓬松的口感。

营养标示（每一份）

热量	蛋白质	碳水化合物	糖	脂肪	脂肪提供热量占比	胆固醇	纤维	钠
261 卡路里	11 克	53 克	6 克	3 克	10%	0	9 克	543 毫克

◎水果奶昔（1 人份）

制作简单且快速的水果奶昔不但适合用来迎接一天的开始，而且可作为一天当中的健康提神饮料。

材料

1/2 杯原味苹果汁或甜橙汁、1/2 杯低脂豆奶、1/2 杯冷冻蓝莓或其他莓类、1/2 杯冷冻水蜜桃、1 汤匙大豆蛋白粉。

做法

用搅拌机或食物处理机将原味苹果汁、低脂豆奶、冷冻蓝莓、冷冻水蜜桃和大豆蛋白粉混合，搅拌至质地滑顺为止。

营养标示（每一份）

热量	蛋白质	碳水化合物	糖	脂肪	脂肪提供热量占比	胆固醇	纤维	钠
148 卡路里	4 克	32 克	13 克	2 克	12%	0	3 克	65 毫克

蘸酱、抹酱和沙拉酱汁

◎低脂肪牛油果酱（2杯）

这道美味的低脂肪牛油果酱的质地如奶油般滑顺，适合拿来蘸墨西哥式烤玉米片。

材料

140克新鲜四季豆或冷冻小四季豆、140克冷冻小皇帝豆、1/2杯内酯豆腐、3汤匙柠檬汁、2瓣大蒜（压碎）、少许盐、少许小茴香粉、1/4杯无糖块状番茄莎莎酱。

做法

1. 加水没过四季豆和小皇帝豆，煮约5分钟或直到豆子变软但未糊烂为止。

2. 煮熟后将水沥干，倒进食物处理机中搅拌至滑顺。再加入内酯豆腐、柠檬汁、大蒜、盐和小茴香粉，充分混合均匀。

3. 最后加入无糖块状番茄莎莎酱，稍微搅拌一下即可。用汤匙舀出，放在碗里加盖冷藏。

营养标示（每1/4杯）

热量	蛋白质	碳水化合物	糖	脂肪	脂肪提供热量占比	胆固醇	纤维	钠
37卡路里	2克	7克	1克	0.5克	12%	0	2克	226毫克

◎素食豆泥（3杯）

这道无脂的素食豆泥口感美味，而且可用各种豆类制作。热食可以做成蘸酱，冷食可以做成抹酱，搭配三明治、手卷或脆饼都十分美味。

材料

4½ 杯煮熟的黑豆或红豆、腰豆、斑豆，1 个洋葱（切成细末），2 汤匙红酒醋，1 茶匙盐，1 茶匙小茴香粉，1 茶匙干燥奥勒冈叶粉，1 茶匙干燥大蒜粉，1 茶匙辣椒粉，视口味添加辣椒酱（可不加）、几滴烟熏调味液（可不加）。

做法

1. 将豆子、洋葱、红酒醋、盐、小茴香粉、干燥奥勒冈叶粉、干燥大蒜粉、辣椒粉放入食物处理机中，视口味加入辣椒酱或烟熏调味液，搅拌数分钟直到质地滑顺为止，倒进碗里加盖冷藏。

2. 若想做成热蘸酱，可以用微波炉大火加热 3 分钟，或用炒锅加热，并不断搅拌。

营养标示（每 1/4 杯）

热量	蛋白质	碳水化合物	糖	脂肪	脂肪提供热量占比	胆固醇	纤维	钠
68 卡路里	4 克	12 克	0.5 克	0.5 克	7%	0	4 克	120 毫克

◎菠菜鹰嘴豆泥（3.5 杯）

这是道非常受欢迎的中东鹰嘴豆泥酱。大部分的鹰嘴豆泥酱都加入太多橄榄油或芝麻酱，但这份食谱里的芝麻酱含量很低，并加进很多菠菜或其他绿叶蔬菜，营养价值更高，颜色也更鲜艳。食用时可以搭配生蔬菜、发芽麦饼或零脂黑麦脆饼。如果先将鹰嘴豆加热再搅拌，口感会更柔滑。

材料

280 克菠菜、2 杯熟鹰嘴豆（加热后沥干）、1/3 杯柠檬汁、1 汤匙芝麻酱、4～6 瓣大蒜、1½ 茶匙盐、1 茶匙小茴香粉、少许红椒粉。

做法

1. 尽可能将菠菜的水分沥干，用刀切碎。放在一旁备用。

2. 将鹰嘴豆、柠檬汁、芝麻酱、大蒜、盐、小茴香粉和红椒粉放进食物处理机中，搅拌至你希望达到的滑顺度，有需要可以加一点水（放冰箱冷藏后会自然变稠）。最后加入菠菜碎稍微搅拌一下。

3. 将成品倒进碗里，用保鲜膜盖起来放进冰箱冷藏，食用前再拿出来。

变化

- 本食谱的菠菜可以用羽衣甘蓝或瑞士甜菜代替，不论是煮熟的新鲜蔬菜，还是解冻后的冷冻蔬菜皆可。

- 如果想做出口味比较传统的鹰嘴豆泥，可以不加入绿叶蔬菜，将盐量减至 1 茶匙、小茴香粉减至 1/2 茶匙、红椒粉加一点点即可。

- 如果想做美味的红椒豆泥，请遵照上述食谱步骤，只要多加进 1/2 杯洗净沥干的罐头烤甜椒，然后和鹰嘴豆一起搅拌均匀即可。

营养标示（每 1/4 杯）

热量	蛋白质	碳水化合物	糖	脂肪	脂肪提供热量占比	胆固醇	纤维	钠
107 卡路里	7 克	19 克	0.5 克	2 克	17%	0	6 克	336 毫克

◎塞浦路斯式黄豌豆蘸莳萝抹酱（2.5 杯）

这道抹酱很适合搭配发芽麦饼或黑麦脆饼。因为大蒜已经煮熟，所以不会过于辛辣。

材料

1 杯干燥黄豌豆、7 瓣大蒜、1 个洋葱、1 茶匙盐、3 杯水、3 汤匙新鲜柠檬汁、2 茶匙干燥莳萝或 2 汤匙新鲜莳萝、适量黑胡椒粉、红辣椒粉（可不加）、1 根新鲜莳萝（可不加）。

做法

1. 将干燥黄豌豆、6 瓣大蒜、洋葱、盐和水放进一口中型炒锅中。待食材煮沸后，去掉浮沫。然后将火力调小，加盖慢煮约 30 分钟。

2. 将所有食材倒进食物处理机或搅拌机中混合均匀（移除食物处理机上面的盖子，让蒸气散发。搅拌时取一条干净的毛巾，对折后稍微覆盖机器），或将手提式搅拌机放入锅中直接搅拌。

3. 把剩下的 1 瓣大蒜压扁后倒进食物处理机，再加入柠檬汁和干燥莳萝，一起搅拌至质地滑顺为止。最后用黑胡椒粉调味。

4. 将成品倒入碗中放凉，可用红辣椒粉和新鲜莳萝装饰。此抹酱置于室温时风味最佳。如果已经冷藏，只要在食用前预先拿出来回温即可。

营养标示（每 1/4 杯）

热量	蛋白质	碳水化合物	糖	脂肪	脂肪提供热量占比	胆固醇	纤维	钠
74 卡路里	5 克	14 克	2 克	0.5 克	6%	0	5 克	193 毫克

◎红酒醋蘸酱（1.5 杯）

这是一道基础蘸酱，味道很棒，适用于各种沙拉。里面的零脂油脂替代物和果汁或水的作用不一样，它可以帮助蘸酱附着在绿叶蔬菜上。我喜欢一次做 2 杯，然后将多余的置于冰箱冷藏。

材料

1. 零脂油脂替代物：1 杯水、1 汤匙低钠素高汤粉、2 茶匙玉米淀粉。

2. 蘸酱原料：1½ 杯零脂油脂替代物、1/4 杯红酒醋、1 汤匙陈年葡萄醋、1 瓣被压碎的大蒜、1 茶匙盐、1 汤匙芥末酱（可不加）、1 汤匙黑糖（可不加）。

做法

1. **零脂油脂替代物：** 将水放进一口小平底锅中加热，用打蛋器轻轻搅拌低钠素高汤粉和玉米淀粉。将混合物倒入平底锅，用中大火加热，一直搅拌到质地浓稠、颜色清澈为止。

2. **蘸酱：** 用打蛋器将零油脂替代物、红酒醋、陈年葡萄醋、大蒜和盐一起搅拌或用手摇匀，根据个人口加入芥末酱和黑糖。倒入密封罐冷藏。

营养标示（每 2 汤匙）

热量	蛋白质	碳水化合物	糖	脂肪	脂肪提供热量占比	胆固醇	纤维	钠
6 卡路里	0.5 克	2 克	0	0	0	0	0.5 克	160 毫克

变化

- 陈年葡萄醋酱：用 5 汤匙陈年葡萄醋代替红酒醋，加入芥末酱和黑糖。

营养标示（每 2 汤匙）

热量	蛋白质	碳水化合物	糖	脂肪	脂肪提供热量占比	胆固醇	纤维	钠
11 卡路里	0.5 克	3 克	1 克	0.5 克	40%	0	0.5 克	176 毫克

◎黑胡椒浓酱（2 杯）

这道蘸酱一定会成为你的最爱，尤其是你喜欢吃菠菜沙拉的话，一定会更喜欢。若想做出奶油般柔顺的口感，一定要用搅拌机。

材料

1½ 汤匙低钠素高汤粉、360 克内酯豆腐、1 瓣剁碎的大蒜、3 汤匙柠檬汁、1 汤匙米醋、1 汤匙营养酵母粉、1½ 茶匙整粒黑胡椒、1 茶匙味噌、1 茶匙糖、少许盐、2/3 杯水。

做法

将所有的原料放入食物处理机或搅拌机中充分搅拌均匀，再倒入密封罐冷藏。食用前记得摇一摇。

营养标示（每2汤匙）

热量	蛋白质	碳水化合物	糖	脂肪	脂肪提供热量占比	胆固醇	纤维	钠
15卡路里	2克	2克	0.5克	0.5克	30%	0	0.5克	123毫克

汤

◎丹麦式豌豆汤（8人份）

在冷天享受这道餐点真是令人满足！这道汤适合趁热喝，搭配德式裸麦面包味道最佳。

材料

1杯豌豆、8杯低钠素高汤、1汤匙素培根碎末、2个马铃薯、2株中型韭菜（含绿色部分，全部切碎）、1/2杯芹菜末（含叶子部分）、少许干燥香薄荷、少许烟熏调味液、285～340克低脂素热狗或素香肠（对角斜切成块状）、适量盐、适量新鲜现磨黑胡椒。

做法

1. 将豌豆、低钠素高汤和素培根碎末放入一口大型的平底锅中煮沸，捞去浮沫。

2. 调小火慢煮约 3 小时，再加入马铃薯、韭菜、芹菜末、干燥香薄荷、烟熏调味液、低脂素热狗或素香肠，续煮 30 分钟，一直到马铃薯变软，叉子可以穿透为止。

3. 加入盐和现磨黑胡椒调味。

营养标示（每一份）

热量	蛋白质	碳水化合物	糖	脂肪	脂肪提供热量占比	胆固醇	纤维	钠
184 卡路里	15 克	27 克	3 克	3 克	15%	0	7 克	36 毫克

◎大麦和冬南瓜巧达汤（6 人份）

这道美味的汤适合在寒冷的夜晚享用。

材料

4 杯低钠素高汤、455 克南瓜（削皮去籽，切成 2 厘米厚的小块）、半个洋葱（切碎）、170 克低脂素鸡肉条（先浸泡使其湿润膨胀）、3/4 杯珍珠麦、225 克马铃薯（切碎）、1/4 杯芹菜末（含叶子部分）、1½ 茶匙素培根碎、1 片月桂叶、少许干燥百里香、少许干燥香薄荷、1½ 杯低脂豆奶、适量盐、适量现磨黑胡椒、适量欧芹（可不加）。

做法

1. 将低钠素高汤、南瓜、洋葱、低脂素鸡肉条、珍珠麦、马铃薯、芹菜末、素培根碎、月桂叶、干燥百里香和干燥香薄荷全部放进汤锅中煮沸。

2. 调小火慢煮约 30 分钟，取出月桂叶后倒入低脂豆奶，再用盐和现磨黑胡椒调味。如果喜欢的话，可以在摆盘时撒一点新鲜现切的欧芹。

营养标示（每一份）

热量	蛋白质	碳水化合物	糖	脂肪	脂肪提供热量占比	胆固醇	纤维	钠
204 卡路里	11 克	40 克	4 克	1 克	4%	0	8 克	229 毫克

◎蘑菇浓汤（4 人份）

用食物处理机可以做出这道浓郁香醇但不含乳制品的汤品，还带有可口的蘑菇风味。

材料

1 个洋葱（切碎）、5 杯蘑菇高汤、1 片月桂叶、少许干燥百里香、2/3 杯传统燕麦、340 克蘑菇（选口蘑或蟹味菇等你喜欢的即可，切细片）、2 茶匙低钠酱油、少许盐、少许现磨黑胡椒、2 汤匙雪莉酒（可不加）、少许大豆帕玛森奶酪（可不加）。

做法

1. 用厚重的不粘锅以中火炒洋葱，炒至洋葱变软但尚未变色，视情况加入一点点水防止粘锅和烧焦（或用微波炉，以大火加盖加热 3 分钟，请用微波专用盘）。

2. 将蘑菇高汤、月桂叶、干燥百里香和传统燕麦倒入一口中型的汤锅中。加入洋葱后加热，调小火慢煮约 20 分钟，直到燕麦变软为止。

3. 同时用不粘锅以大火炒蘑菇，视情况加入一点点盐和极少量水以防止粘锅和烧焦，煮到蘑菇出水后又将水分再次吸收为止。盛出备用。

4. 当燕麦变软之后，先取出月桂叶，再用手提式搅拌机混合均匀，或分次将混合好的食材倒入搅拌机或食物处理机中混合均匀（记得移除食物处理机上面中间的盖子，以便蒸气散发。搅拌时记得取一条干净的毛巾，对折后稍微覆盖机器）。

5. 将成品倒入锅内，加入蘑菇、低钠酱油、盐和现磨黑胡椒，视口味加入雪莉酒和大豆帕玛森奶酪。趁热食用。

营养标示（每一份）

热量	蛋白质	碳水化合物	糖	脂肪	脂肪提供热量占比	胆固醇	纤维	钠
80 卡路里	5 克	14 克	3 克	1 克	11%	0	3 克	93 毫克

◎眉豆地瓜汤（6 人份）

此汤品包含南方的食材：眉豆、素培根、素香肠、地瓜和绿叶蔬菜。

材料

1 个洋葱（切碎）、3 瓣大蒜（剁碎）、6 杯低钠素高汤、1/4 杯番茄酱、3 杯煮熟的眉豆（洗净后沥干）、2 汤匙素培根碎末或一点烟熏调味液、2 茶匙干燥奥勒冈叶、1 片月桂叶、少许盐、少许红辣椒细片、115 克羽衣甘蓝（任何深绿色蔬菜也可，洗净后除掉梗部，切成细片）、455 克地瓜（削皮切碎）、2 根素香肠（切成 0.5 厘米厚的小片）。

做法

1. 用厚重的不粘锅以中火炒洋葱和大蒜，炒到洋葱变软，视情况加入极少量水防止粘锅和烧焦（或用微波炉大火加盖加热 5 分钟，请用微波专用盘）。

2. 将低钠素高汤、番茄酱、煮熟的眉豆、素培根碎末或一点烟熏调味液、干燥奥勒冈叶、月桂叶、盐、红辣椒细片、羽衣甘蓝、地瓜和素香肠倒入一口大型的汤锅中。

3. 加入洋葱和大蒜后煮 30 分钟，直到地瓜变软为止。取出月桂叶后即可盛出。

营养标示（每一份）

热量	蛋白质	碳水化合物	糖	脂肪	脂肪提供热量占比	胆固醇	纤维	钠
257 卡路里	16 克	44 克	8 克	3 克	11%	0	10 克	263 毫克

◎红扁豆地瓜汤（4 人份）

这道丰盛的汤品很适合当作口味清爽的午餐，或是作为套餐的开胃菜。使用搅拌机将食材打碎后煲汤，有非常美味滑顺的特殊口感。

材料

2 个小洋葱（切碎）、少许小茴香粉、少许姜粉、4 杯低钠素高汤、4 杯地瓜（削皮切块）、2/3 杯红扁豆（洗净）、1 茶匙柠檬汁、少许盐、适量白胡椒或红辣椒粉。

做法

1. 用一口厚重的不粘锅以中火炒洋葱，炒到洋葱变软，视情况加入极少量的水，以防止粘锅和烧焦（或使用微波炉以大火加盖加热约 5 分钟，加热时请用微波专用盘）。接着，加入小茴香粉及姜粉，与变软的洋葱混合均匀。

2. 将低钠素高汤、地瓜和红扁豆倒入一口中型的汤锅中，加入洋葱后不加盖用小火煮约 30 分钟，直到红扁豆变软为止。

3. 加入柠檬汁、盐和白胡椒。用手提式搅拌机将食材在锅内混合均匀，或分次倒入搅拌机或食物处理机中混合均匀至质地滑顺为止（记得移除食物处理机上面中间的盖子，以便蒸气散发。搅拌时取一条干净的毛巾，对折后稍微覆盖机器）。

4. 趁热食用，在每一个碗中撒些红辣椒粉。

营养标示（每一份）

热量	蛋白质	碳水化合物	糖	脂肪	脂肪提供热量占比	胆固醇	纤维	钠
185 卡路里	10 克	36 克	4 克	1 克	5%	0	6 克	158 毫克

三明治和沙拉

◎墨西哥式黑豆塔可软饼（8 人份）

墨西哥的传统塔可软饼通常是用新鲜的热面饼（非油炸式）制作，用机器混合均匀的馅料能保证正宗塔可软饼的传统口味和满足感。

材料

1. **豆腐酸奶油**：350 克内酯豆腐、3 汤匙柠檬汁、少许糖、少许盐。
2. **塔可软饼**：8 片玉米饼皮（4.5 寸）、1½ 杯素食豆泥（见第 227 页）、2 杯（1份）低脂肪牛油果酱（见第 227 页）、1 杯无糖的番茄莎莎酱、4 杯切碎的卷心菜或生菜、1 杯豆腐酸奶油。

做法

1. **豆腐酸奶油**：将内酯豆腐、柠檬汁、糖和盐倒进食物处理机或搅拌机中混合均匀。用密封罐冷藏可保存 1 周。
2. **塔可软饼**：将玉米饼皮加热（见附注）。在每一片饼皮中央抹上 3 汤匙素食豆泥，加上低脂肪牛油果酱、无糖的番茄莎莎酱、切碎的卷心菜或生菜、豆腐酸奶油。直接用手拿着吃，可能要用很多纸巾。

   附注：如果是冷冻饼皮，可以用 2 个微波专用盘把饼皮夹在里面，用大火加热 1 分钟，然后将微波专用盘翻面再加热 1 分钟。还有很多方法可以软化刚解冻的或新鲜的饼皮，如用滚烫的干锅加热、在烧烤架上快速加热，先用热水润湿干净的纸巾，再把饼皮包在里面，然后在纸巾外面包一层铝箔以后，放进烤箱烤至所有饼皮都变热为止。你也可以用同样的方式，在175摄氏度的烤箱中加热12分钟。如果有非绝缘式的微波炉专用蒸架，可以在蒸架下的盘子中倒一点热水，用干净的厨房毛巾把解冻后的饼皮卷起来，放置在蒸架上。如果是6片，就加盖用微波炉加热2～3分钟；如果是12片，就加盖用微波炉加热4分钟。把加热好的软饼包好，一直放在蒸架上，用餐时软饼就是热乎乎的。

营养标示（每一份）

热量	蛋白质	碳水化合物	糖	脂肪	脂肪提供热量占比	胆固醇	纤维	钠
174 卡路里	10 克	33 克	3 克	1 克	5%	0	7 克	557 毫克

◎芦笋素火腿帕尼尼三明治（1人份）

这道意大利式帕尼尼三明治会成为你午餐的最爱。

材料

2片黑麦或发芽谷物面包片、2汤匙豆腐蛋黄酱（见第246页）、6根细芦笋（清蒸或烘烤）、6片新鲜罗勒叶、2片低脂素培根。

做法

1. 在每片黑麦或发芽谷物面包片上抹1汤匙豆腐蛋黄酱，然后依照你喜欢的方式摆上其余的材料，不要装太多馅料。

2. 帕尼尼三明治最简单的做法是使用电动帕尼尼煎锅煎或用合盖式烧烤机烤。面包煎或烤5分钟，如果没有达到你想要的酥脆度，就再多煎或烤几分钟。完成后切成三角状，趁热食用。

3. 如果你没有电动帕尼尼煎锅或合盖式烧烤机，可以用一口厚重的不粘锅或煎锅以中火加热，并在面包上压个厚重的锅盖，将面包片两面都煎至金黄即可。

营养标示（以黑麦面包计算，每一份）

热量	蛋白质	碳水化合物	糖	脂肪	脂肪提供热量占比	胆固醇	纤维	钠
308 卡路里	31 克	32 克	0.2 克	4 克	12%	0	6 克	825 毫克

◎意大利煎饺（6 人份）

来自意大利艾米利亚 - 罗马涅大区的传统煎锅水饺其实是用意大利薄饼裹馅料制成的，很像半圆形烤奶酪馅饼，但馅料是用绿叶蔬菜制成的。这个简易的版本是用全麦皮塔饼做成的。

材料

6 片全麦皮塔饼、225 克瑞士甜菜（用甜菜叶、菠菜、甘蓝或其他各式蔬菜也可）、225 克苦味绿叶蔬菜（如芝麻叶、红菊苣、油菜、芥蓝、芥菜、芜菁叶或卷式菊苣）、1½ 茶匙碎蒜末、1/4 杯低钠素高汤、少许盐（或视口味多添加些）、少许现磨黑胡椒。

做法

1. 将全麦皮塔饼对切成口袋状。蔬菜洗净后去梗切细。

2. 将碎蒜末、低钠素高汤、蔬菜和盐放进一口大型不粘锅中。用大火将食材煮沸后转中火加盖，煮至食材变软。若锅底还有水分，就开盖用大火续煮，同时不断搅拌，直到水分蒸发为止。最后加盐和现磨黑胡椒调味，放置一旁待凉。

3. 把蔬菜沥干后填充进全麦皮塔饼里。把装好馅料的全麦皮塔饼放进一口煎锅或铁锅里，用大火煎到表面热烫且有一些金黄色的小点为止。趁热食用，口感最佳。

营养标示（每一份）

热量	蛋白质	碳水化合物	糖	脂肪	脂肪提供热量占比	胆固醇	纤维	钠
188 卡路里	8 克	38 克	2 克	2 克	10%	0	6 克	510 毫克

◎地中海式素帕尼尼三明治（1 人份）

在意大利北边的城市，如米兰，制作三明治已经变成一种艺术的形式，而且流传至欧洲其余地区和北美洲。在意大利从不起眼的小铺到讲究高雅格调的餐厅都有售卖三明治，有些供应的三明治种类超过 30 种。

材料

2 片黑麦或发芽谷物面包、2 汤匙低脂意大利油醋汁、2 个烤红椒（洗净后沥干水分）、1 杯嫩羽衣甘蓝叶（或其他绿叶蔬菜）、2 个番茄切片（新鲜的罗马番茄最佳，因为不会有太多汁液）、1/2 杯腌渍朝鲜蓟心切片（洗净后沥干拍净水分）。

做法

1. 将黑麦或发芽谷物面包两面各用 1 汤匙低脂意大利油醋汁润泽后，按照你喜欢的方式摆上其余的食材。

2. 帕尼尼三明治最简单的做法是用电动帕尼尼煎锅煎或用合盖式烧烤机烤。面包煎或烤 5 分钟，如果没有达到你想要的酥脆度，就再多煎或烤几分钟。完成后切成三角状，趁热食用。

3. 如果你没有电动帕尼尼煎锅，也可以用一口厚重的不粘锅或煎锅以中火加热，在面包上压个厚重的平盖，将两面都煎至金黄即可。

营养标示（以使用黑麦面包计算，每一份）

热量	蛋白质	碳水化合物	糖	脂肪	脂肪提供热量占比	胆固醇	纤维	钠
311 卡路里	13 克	49 克	4.9 克	3 克	9%	0	13.3 克	849 毫克

◎美式邋遢乔汉堡（译注：一种美式碎牛肉汉堡）（2人份）

这份美味健康的汉堡改自传统最受欢迎的邋遢乔汉堡。

材料

半个洋葱（切碎）、半个绿甜椒（去籽去心后切碎）、半个红甜椒（去籽去心后切碎）、6个蘑菇（切碎）、3/4杯低脂素汉堡碎末、1/2杯脱脂烧烤酱、1汤匙番茄酱（用1/2杯热水稀释）、2片发芽小麦汉堡面包（对切后烤香）。

做法

1. 用一口厚重的不粘锅以中火炒洋葱、甜椒和蘑菇，炒到食材变软，视情况加入水防止粘锅和烧焦。

2. 加入低脂素汉堡碎末、脱脂烧烤酱和番茄酱，边煮边搅拌，直到变成你希望的稠度。用汤匙舀进切好的发芽小麦汉堡面包里，然后像三明治一样填入馅料。

营养标示（每一份）

热量	蛋白质	碳水化合物	糖	脂肪	脂肪提供热量占比	胆固醇	纤维	钠
218卡路里	14克	40克	11克	2克	8%	0	6克	508毫克

◎藜麦和碎小麦番茄沙拉（8人份）

这份美味食谱改自有名的中东沙拉，风味很佳。

材料

1/2杯中型碎小麦、1½杯水、1/2杯藜麦、3/4杯零脂油脂替代物（见第230页）、1/4杯柠檬汁、1茶匙盐、1茶匙香菜籽粉、少量肉桂粉、适量现磨黑胡椒、2杯新鲜意大利香菜碎末、1杯煮熟眉豆（洗净后沥干）、2/3杯甜椒（去籽后切碎）、1/2 杯新鲜碎薄荷叶或碎香脂草、1/2 杯葱末、2 个甜橙皮（刮出碎末）、4 个烤红椒（洗净后切片）、适量蔓越莓甜橙油醋汁（见第 244 页）、适量甜橙块（可不加）、适量薄荷（或欧芹、香脂草皆可，可不加）。

做法

1. 将碎小麦放在大碗里，用 1/2 杯沸水加盖浸泡 30 分钟。同时用一口小锅将藜麦和一杯水煮沸，调到小火续煮 15 分钟。熄火后放凉备用，此时也等待碎小麦完成浸泡。

2. 将零脂油脂替代物、柠檬汁、盐、香菜籽粉、肉桂粉和现磨黑胡椒放置于小碗中用打蛋器或搅拌机混合均匀。

3. 把已熟的藜麦和碎小麦混合在一起，再加入意大利香菜碎末、眉豆、甜椒、碎薄荷叶或碎香脂草、葱末、甜橙皮、烤红椒和蔓越莓甜橙油醋汁混合均匀。如果喜欢的话，可以用甜橙块、薄荷、意大利香菜碎末或碎香脂草装饰。做好后冷藏。食用前 30 分钟拿出来回温。

营养标示（每一份）

热量	蛋白质	碳水化合物	糖	脂肪	脂肪提供热量占比	胆固醇	纤维	钠
136 卡路里	5 克	29 克	2 克	1 克	7%	0	7 克	303 毫克

◎圣女果糙米沙拉佐朝鲜蓟（6 人份）

这道美味的沙拉可以作为一道主餐，也可当郊游野餐的点心或是带去参加聚会的餐点。因为其中的红圣女果和米饭冷藏后会丧失些风味，最好放置于室温下食用。

材料

3 杯煮熟的印度香米（温热的状态）、170 克腌渍朝鲜蓟（用热水洗净后沥干切片）、1 杯葱末、680 克红圣女果（黄圣女果也可，对切）、1/2 杯新鲜罗勒叶、1/2 杯零脂意大利蘸酱、2 汤匙柠檬汁、1 瓣大蒜（切细末）、少许盐、少许现磨黑胡椒、1 棵新鲜脆生菜。

做法

1. 将印度香米盛入一只大型沙拉碗里，加入腌渍朝鲜蓟、葱末、圣女果和罗勒叶，轻轻搅拌。

2. 用一小碗或小罐混合零脂意大利蘸酱、柠檬汁、大蒜末、盐和现磨黑胡椒。用打蛋器搅拌或用手摇，混合均匀后倒入沙拉碗里，然后轻轻搅拌。可以放在脆生菜叶上食用或放在盘里。

营养标示（每一份）

热量	蛋白质	碳水化合物	糖	脂肪	脂肪提供热量占比	胆固醇	纤维	钠
153 卡路里	4 克	32 克	3 克	1 克	6%	0	4 克	376 毫克

◎泰式卷心菜丝沙拉（4 人份）

这道简单的卷心菜丝沙拉在冬天很适合搭配亚洲美食，也会为其他美食增添辣味。

材料

3 杯卷心菜或甘蓝（切细丝）、1 个胡萝卜、1 个洋葱（切细丝）、2 汤匙新鲜薄荷碎末或 2 茶匙干燥薄荷、2 汤匙新鲜香菜碎末（或用罗勒叶碎末、欧芹末）、2 汤匙低钠酱油、2 汤匙青柠汁［译注：绿色、小型的柠檬称为青柠（Lime），大颗、黄色品种才称为柠檬（Lemon）］、2 汤匙水、1 汤匙糖、1 汤匙青柠皮细丝、1½ 茶匙烤香的芝麻。

做法

1. 在一只盘子里放入卷心菜丝、胡萝卜、洋葱、薄荷碎末、香菜碎末。

2. 在一个小碗里放入低钠酱油、青柠汁、水、糖和青柠皮细丝，混合后倒入盘子里混合均匀后冷藏。食用前拿出即可，摆盘前可撒上烤香的芝麻。

营养标示（每一份）

热量	蛋白质	碳水化合物	糖	脂肪	脂肪提供热量占比	胆固醇	纤维	钠
61 卡路里	2 克	13 克	8 克	1 克	15%	0	3 克	334 毫克

◎ 紫甘蓝沙拉佐蔓越莓和苹果（8 人份）

这道美味的沙拉不但做法简单、赏心悦目，而且可以提前做好，很适合作为冬季节日的餐点。用搅拌机可以快速做出蔓越莓甜橙油醋汁。

材料

1. 蔓越莓甜橙油醋汁：3/4 杯零脂油脂替代物（见第 230 页）、1/2 杯甜橙汁、1/3 杯新鲜或冷冻蔓越莓（切碎状）、1 汤匙红酒醋、1 汤匙葱末、1 汤匙意大利葡萄醋、1 汤匙柠檬汁、1 汤匙糖、1 汤匙蒜末、1 汤匙盐、适量新鲜现磨黑胡椒。

2. 沙拉：880 克紫甘蓝（切成细丝）、1/2 杯新鲜或冷冻蔓越莓、2 个新鲜的红苹果（带皮切片）。

做法

1. 蔓越莓甜橙油醋汁：用搅拌机将零脂油脂替代物、甜橙汁、蔓越莓、红酒醋、葱末、意大利葡萄醋、柠檬汁、糖、蒜末、盐和现磨黑胡椒混合均匀。如果是预先做好，就放置密封罐冷藏。

2. 沙拉：将紫甘蓝、蔓越莓和蔓越莓甜橙油醋汁放置在中型沙拉碗中，轻轻搅拌。加盖后冷藏至少 2 小时，让风味融合在一起。要摆盘时再将带皮苹果切片加入沙拉内一起混合。

热量	蛋白质	碳水化合物	糖	脂肪	脂肪提供热量占比	胆固醇	纤维	钠
70 卡路里	1 克	18 克	11 克	0.5 克	6%	0	3 克	251 毫克

◎清炒波特大蘑菇沙拉（2人份）

这道 2 人份的沙拉简单又美味。

材料

8 杯洗净的综合沙拉蔬菜、1/4 杯零脂油脂替代物（见第 230 页）、2 汤匙意大利葡萄醋、1 茶匙芥末酱、少许盐、少许黑胡椒粗粒、2 个波特大蘑菇、适量酒或蔬菜高汤、4 根葱段。

做法

1. 将综合沙拉蔬菜分别放在 2 个盘子中。

2. 在另外一个小碗里面将零脂油脂替代物、意大利葡萄醋、芥末酱、盐及黑胡椒粗粒混合成蘸酱。放置一旁备用。

3. 波特大蘑菇去梗后用汤匙边角刮除蘑菇上的菌褶。

4. 用大火加热大型不粘锅，然后加入蘑菇。加盖以后煎至蘑菇底部稍微变色，而且开始出汁为止，然后加一点点酒或蔬菜高汤以避免粘锅。把蘑菇翻面煎至变色。

5. 将蘑菇细细切片，然后均匀地摆在综合沙拉蔬菜上，淋上蘸酱后再撒上葱段，并立刻食用。

营养标示（每一份）

热量	蛋白质	碳水化合物	糖	脂肪	脂肪提供热量占比	胆固醇	纤维	钠
95 卡路里	7 克	19 克	4 克	1 克	9%	0	7 克	308 毫克

◎素培根生菜番茄沙拉（4 人份）

这道沙拉食谱改自超流行的培根生菜番茄三明治，含有使用方便的蛋黄酱替代品的做法。赶快启动搅拌机吧！

材料

1. **豆腐蛋黄酱**：350 克内酯豆腐、2 汤匙苹果醋或柠檬汁、少许盐、少许干芥末粉、少许白胡椒。
2. **沙拉**：6 杯生菜（切碎）、6 杯发芽谷物面包（烘烤后切块）、4 片低脂素培根、2 杯番茄（切小块）、2 根葱（切段）、1/2 杯苹果醋、1/3 杯零脂油脂替代物、少许豆腐蛋黄酱、4 茶匙糖、适量现磨黑胡椒。

做法

1. **豆腐蛋黄酱**：用食物处理机或搅拌机将内酯豆腐、苹果醋或柠檬汁、盐、干芥末粉和白胡椒混合均匀（或将食材放入中型碗内，用手提式搅拌机混合均匀）。放在密封罐中并冷藏，可保存约两星期。
2. **沙拉**：将碎生菜、发芽谷物面包块、低脂素培根、番茄块和葱段放入大碗中。
3. 把苹果醋、零脂油脂替代物、豆腐蛋黄酱、糖和现磨黑胡椒放入中型碗内混合均匀，再和沙拉一起搅拌均匀。将成品平分至 4 个沙拉碗或沙拉盘里，立刻食用。

营养标示（每一份）

热量	蛋白质	碳水化合物	糖	脂肪	脂肪提供热量占比	胆固醇	纤维	钠
259 卡路里	13 克	42 克	11 克	2 克	7%	0	10 克	639 毫克

主菜

◎巴尔干式炖品（4人份）

巴尔干式美食和希腊美食类似。可以拿烘烤过的发芽谷物面包或馒头蘸汤汁食用。

材料

3个洋葱（切片）、2瓣大蒜（切细末）、4个甜椒（红甜椒、黄甜椒和绿甜椒都可，切成细条）、340克低脂素鸡肉条、400克低钠番茄块、1个去籽的干燥红辣椒、少许丁香粉、少许肉桂粉、少许多香果粉、2杯低钠素高汤、适量盐、适量现磨黑胡椒。

做法

1. 用大火加热一口厚重的大型不粘锅。加入洋葱、大蒜和甜椒，炒至洋葱变软，视情况加入一点点水防止粘锅和烧焦。
2. 把低脂素鸡肉条放入慢炖锅，将加热好的蔬菜放上方，再拌入低钠番茄块、干燥红辣椒、丁香粉、肉桂粉、多香果粉和低钠素高汤，用大火煮3小时，最后加盐和现磨黑胡椒调味。

营养标示（每一份）

热量	蛋白质	碳水化合物	糖	脂肪	脂肪提供热量占比	胆固醇	纤维	钠
185卡路里	19克	30克	12克	1克	5%	0	9克	550毫克

◎白豆炖地瓜（6人份）

你只需要全麦面包，就能享用这道美味炖品。

材料

1 个洋葱（切片）、4 瓣大蒜（切细末）、3 杯煮熟白豆（洗净沥干）、795 克低钠番茄块、455 克地瓜（去皮切块）、340 克羽衣甘蓝（去梗洗净切细片后稍微清蒸一下）、225 克小褐蘑菇（切细片）、1/2 杯低钠素高汤、1/2 杯干红葡萄酒（非酒精式亦可，或 1/4 杯干雪莉酒）、1 汤匙素培根碎、1 茶匙盐、1 茶匙干燥迷迭香、1 茶匙干燥百里香、1 茶匙干燥罗勒叶、1 片月桂叶、少许红辣椒片、适量盐、适量现磨黑胡椒。

做法

1. 在大型不粘锅里用中火将洋葱和大蒜炒至变软为止，视情况加入极少量水防止粘锅和烧焦（或用微波炉大火加盖加热 5 分钟，请用微波专用盘）。
2. 将炒好的洋葱和大蒜、白豆、低钠番茄块、地瓜块、羽衣甘蓝、小褐蘑菇细片、低钠素高汤、干红葡萄酒、素培根碎、盐、干燥迷迭香、干燥百里香、干燥罗勒叶、月桂叶和红辣椒片全部放进慢炖锅中。用小火煮 6～7 小时或用大火煮 3～4 小时。完成时取出月桂叶，加入盐和现磨黑胡椒调味。

营养标示（每一份）

热量	蛋白质	碳水化合物	糖	脂肪	脂肪提供热量占比	胆固醇	纤维	钠
257 卡路里	14 克	50 克	9 克	2 克	7%	0	12 克	418 毫克

◎黎巴嫩式扁豆意大利面（4 人份）

这道美味的黎巴嫩美食可以作为正餐食用。

材料

5 杯低钠素高汤、1 杯生的棕色扁豆（洗净）、2 个洋葱（切片）、2 瓣大蒜（切细末）、1茶匙小茴香粉、4杯羽衣甘蓝（其他深绿色蔬菜也可）、115克意大利面（全麦面较佳）、少许新鲜欧芹末或中式香菜末（折断成约10厘米长，可不加）、少许辣椒粉、2汤匙柠檬汁、适量盐、适量现磨黑胡椒。

做法

1. 把低钠素高汤和生的棕色扁豆放在中型锅内煮沸，然后调到小火加盖煮约25分钟，或直到扁豆变软但尚未糊烂为止。

2. 在一口厚重的大型不粘锅里用中火炒洋葱、大蒜和小茴香粉，至食材变软为止，视情况加入极少量水防止粘锅和烧焦（或用微波炉大火加盖加热5分钟，请用微波专用盘）。

3. 将煮好的扁豆和低钠素高汤倒进洋葱锅里一起煮。加入蔬菜、意大利面和辣椒粉，如果喜欢欧芹末或中式香菜末，也可以加一点。将所有食材煮好后，把火力调至中火，掀盖煮约10分钟或至面条变软且几乎吸收所有的高汤为止。最后高汤应该变成酱汁状，加入柠檬汁混合均匀，再加入盐和现磨黑胡椒调味。趁热食用。

营养标示（每一份）

热量	蛋白质	碳水化合物	糖	脂肪	脂肪提供热量占比	胆固醇	纤维	钠
318卡路里	20克	61克	7克	1克	3%	0	17克	204毫克

◎ 中东式柠檬朝鲜蓟塔吉锅美食（4人份）

这道鲜美的炖品很适合搭配西班牙式碎小麦和藜麦炖饭。

材料

2汤匙全麦面粉、340克低脂素鸡肉条、1个洋葱（切片）、5瓣大蒜（切细末）、2杯蘑菇（选自己喜欢的蘑菇即可，切细片）、1个绿甜椒或红甜椒（去籽去心并切成块状）、2 杯低钠素高汤、1 汤匙香菜籽粉、1 汤匙干燥欧芹末、少许黑胡椒、少许姜黄粉、少许姜粉、少许红辣椒粉、1 个带皮柠檬（去籽切片）、200 克腌渍朝鲜蓟心（用热水洗净后沥干）、适量盐。

做法

1. 先将全麦面粉放在浅盘上，将低脂素鸡肉条滚上面粉，并放在一口厚重的大型不粘锅或煎锅里，用中大火煎至上色为止。从锅中取出后放旁边备用。

2. 把洋葱和大蒜末加到锅内炒至变软为止，视情况加入极少量水防止粘锅和烧焦（或用微波炉大火加盖加热 7 分钟，请用微波专用盘）。

3. 再加入煎好的低脂素鸡肉条、蘑菇、甜椒、低钠素高汤、香菜籽粉、干燥欧芹末、黑胡椒、姜黄粉、姜粉、红辣椒粉。将柠檬片放在炖品最上方，调小火加盖慢煮 30 分钟。

4. 取出柠檬片。加入腌渍朝鲜蓟心一起煮到菜变热即可，加入盐和黑胡椒调味。

营养标示（每一份）

热量	蛋白质	碳水化合物	糖	脂肪	脂肪提供热量占比	胆固醇	纤维	钠
165 卡路里	20 克	25 克	3 克	1 克	5%	0	10 克	584 毫克

◎扁豆番茄红酱意大利面（5 人份）

其中的酱汁因为加了红酒（非酒精式亦可），味道特别浓郁，只要利用煮面的时间就可以完成酱汁制作。

材料

455 克意大利面、750 克零脂低钠番茄酱、425 克扁豆（洗净沥干）、1/2 杯红酒（非酒精式亦可）或低钠素高汤、适量盐、适量现磨黑胡椒。

做法

1. 根据包装指示将意大利面煮熟后沥干。

2. 在煮面的同时，在一口中型锅内混合零脂低钠番茄酱、扁豆、红酒（非酒精式亦可）或低钠素高汤后，用小火加热。加入盐和现磨黑胡椒调味。将酱汁与意大利面混合即可享用。

营养标示（每一份）

热量	蛋白质	碳水化合物	糖	脂肪	脂肪提供热量占比	胆固醇	纤维	钠
470 卡路里	19 克	91 克	9 克	2 克	4%	0	8 克	173 毫克

◎素食综合炖豆（6 人份）

这道炖豆真是一道美食巅峰。可以搭配未精制的印度香米、发芽谷物面包或馒头、玉米煎饼或发芽小麦煎饼、新鲜玉米粥、玉米面包或沙拉。剩余的素食综合炖豆可以冷冻保存，要食用的时候再取出，这样不会丧失太多风味。

材料

6 瓣大蒜（切细末）、1 汤匙红辣椒粉（最好是深红色种类，像墨西哥安可辣椒）、1 汤匙干燥奥勒冈叶碎末、1½ 茶匙小茴香粉、少许红辣椒片、795 克低钠番茄块、1½ 杯煮熟斑豆、1½ 杯煮熟黑豆、1½ 杯煮熟小红豆或红腰豆、3 杯热水、1 杯干燥植物组织蛋白、1 杯冷冻全粒玉米、1 个绿甜椒（去籽去心并切成块状）、1/4 杯低钠酱油、1 汤匙辣椒酱、1 汤匙洋葱粉、1 汤匙原味可可粉、1 茶匙糖、2 汤匙一般玉米粉或墨西哥式玉米粉（译注：将干燥整粒玉米加入青柠一起煮熟后磨成的粉）、适量盐。

做法

1. 在一口厚重的大型不粘锅里炒大蒜末约 2 分钟。加入红辣椒粉、干燥奥勒冈叶碎末、小茴香粉和红辣椒片一起炒约 1 分钟。

2. 再加入低钠番茄块（连汁）、各类豆子、热水、干燥植物组织蛋白、冷冻全粒玉米、绿甜椒、低钠酱油、辣椒酱、洋葱粉、原味可可粉和糖。全部食材一起煮沸以后，调小火力，加盖煮 15 ～ 30 分钟。最后 5 分钟，在食物最上面撒上些一般玉米粉或墨西哥式玉米粉，充分搅拌均匀，再加盐调味。

营养标示（每一份）

热量	蛋白质	碳水化合物	糖	脂肪	脂肪提供热量占比	胆固醇	纤维	钠
329 卡路里	26 克	57 克	7 克	2 克	5%	0	16 克	457 毫克

◎蔬菜佐眉豆地瓜（4 人份）

这样的组合风味极佳! 可以搭配糙米或零脂玉米面包，再根据个人口味添加辣酱。

材料

230 克羽衣甘蓝或瑞士甜菜、4 杯低钠素高汤、280 克冷冻眉豆（洗净沥干）、2 瓣大蒜（切细末）、510 克地瓜（洗净沥干后切块）、适量烟熏调味液。

做法

1. 用微波炉或一碗热水解冻蔬菜后沥干。将蔬菜切碎后和低钠素高汤、眉豆、大蒜末、地瓜块及烟熏调味液一起在大锅中混合。

2. 煮时要常常搅拌，煮沸后调小火慢煮 20 ～ 30 分钟。

营养标示（每一份）

热量	蛋白质	碳水化合物	糖	脂肪	脂肪提供热量占比	胆固醇	纤维	钠
412 卡路里	32 克	74 克	1 克	4 克	9%	0	22 克	127 毫克

◎印尼式炒面（3 人份）

这道美味的异国风味恰到好处。

材料

455 克意大利面、1 个洋葱（切片）、6 瓣大蒜（切细末）、1 茶匙红辣椒片、2 杯大白菜或甘蓝、1 株芹菜（切斜段）、少许水、170 克低脂素牛肉条、少许低钠素高汤、少许低钠酱油、少许枫糖浆、少许黑糖蜜、1 茶匙玉米淀粉、1 汤匙冷水、4 根葱（切斜段）、少量橄榄油。

做法

1. 用一大锅沸水将意大利面煮软，用筛网沥干。

2. 用一口厚重的大型不粘炒锅或煎锅翻炒食材。先在锅里稍微加入一点橄榄油，或用油脂喷雾器在锅内洒一点油，然后炒洋葱、大蒜末及红辣椒片大约 1 分钟，视情况加入极少量的水以防止洋葱、大蒜末和辣椒片粘锅和烧焦。

3. 加入大白菜或甘蓝、芹菜和 1/4 杯水，加盖后用大火煮约 3 分钟。加入低脂素牛肉条后炒约 1 分钟。

4. 将低钠素高汤、低钠酱油、枫糖浆、黑糖蜜、玉米淀粉及冷水放入一个小碗里面混合均匀，倒入锅里用大火煮，一边煮一边搅拌，直到酱汁煮沸、变浓稠为止。

5. 把沥干的意大利面条和酱汁一起充分搅拌均匀，再撒上葱段即可食用。

热量	蛋白质	碳水化合物	糖	脂肪	脂肪提供热量占比	胆固醇	纤维	钠
338 卡路里	10 克	74 克	19 克	1 克	3%	0	5 克	505 毫克

◎ 快速菠菜千层面（8 人份）

虽然这道菜煮熟时间要超过 1 小时，但大部分时间是在烘烤，准备时间只要几分钟。

材料

285 克菠菜、455 克内酯豆腐、少许大蒜片或大蒜末、少许盐、750 克番茄酱、455 克全麦千层面皮、10 个蘑菇切片或 1 杯其他蔬菜（选你喜欢的蘑菇即可）、1/4 杯大豆帕玛森奶酪或营养酵母粉。

做法

1. 将烤箱预热至 160 摄氏度。

2. 将菠菜、内酯豆腐、大蒜末和盐在一个中型碗里混合均匀。

3. 在一个约 20 厘米 ×33 厘米的烤盘底部抹上番茄酱，然后铺上一层全麦千层面皮，让其中几片稍微重叠在一起。把一半的菠菜放在面上，再加上另一层全麦千层面皮、番茄酱和一层蘑菇片或蔬菜。一直重复这些步骤，直到千层面皮堆到烤盘最上方。最上面要撒上大豆帕玛森奶酪或营养酵母粉。

4. 用铝箔纸紧紧盖好后置烤箱烤约 1 小时，最后于千层面中央插刀观察以确定面皮都已煮熟。食用前先开盖静置 15 分钟。

营养标示（每一份）

热量	蛋白质	碳水化合物	糖	脂肪	脂肪提供热量占比	胆固醇	纤维	钠
332 卡路里	18 克	5 克	7 克	5 克	14%	0	9 克	284 毫克

◎大豆帕玛森奶酪烤茄子（5人份）

这份"旧瓶装新酒"的食谱非常符合现代人的口味，"奶油白酱"和大豆帕玛森奶酪的口感柔顺。

材料

1. **奶油白酱**：半个洋葱（切块）、1杯水、1/2杯煮熟白豆（洗净沥干）、170克内酯豆腐、1汤匙营养酵母粉、1茶匙盐、少许干大蒜粉。
2. **其他材料**：1350克茄子（切成0.5厘米厚片）、1/2杯干面包细粉、3杯番茄酱、2杯奶油白酱、1/2杯大豆帕玛森奶酪。

做法

1. **奶油白酱**：将洋葱和1杯水放入一口中型锅内加盖煮约10分钟。煮好后和其他材料一起放进搅拌机或食物处理机中混合均匀。酱汁放在密封盒里可以冷藏一星期。
2. **其他材料**：在一只不粘烤盘上放置一层茄子切片。烤盘放在距离烤箱发热源7.5～10厘米处，用超大火将茄子两面都烤到稍微变色而中间变软为止（或用室内型不粘烧烤器）。
3. 将烤箱预热到160摄氏度。
4. 把一半烤好的茄子放在一个10寸圆形不粘烤盘底部（或在一般烤盘上铺上烘焙纸），上面撒上一半干面包细粉，再抹上一半番茄酱、奶油白酱和大豆帕玛森奶酪。用剩余的食材重复一次刚才的步骤。烤约20分钟直到表面上色且不断冒泡为止。

营养标示（每一份）

热量	蛋白质	碳水化合物	糖	脂肪	脂肪提供热量占比	胆固醇	纤维	钠
262卡路里	11克	34克	7克	1克	3%	0	10克	697毫克

◎墨西哥式快速蔬菜卷饼（6 人份）

在家里要做出这道餐厅名菜相当简单。

材料

1 个洋葱（切细片）、1/4 杯低钠素高汤或水、1 茶匙小茴香粉、3 个红甜椒或黄甜椒或绿甜椒（综合亦可，去籽去心并切成条状）、850 克黑豆（洗净沥干）、6 片全麦饼皮（8 ～ 10 寸）、1 杯无糖的番茄莎莎酱。

做法

1. 在一口厚重的大型不粘炒锅里把洋葱炒软，视情况加入极少量低钠素高汤或水防止粘锅和烧焦。加入小茴香粉和甜椒一起用中火煮到甜椒变软。黑豆用微波炉大火加热 1 分钟。

2. 把全麦饼皮放在炒锅里用中弱火加热，再加入 1/2 杯热黑豆和 1/2 杯热洋葱糊，用全麦饼皮把馅料包起来续煮 3 分钟。其余的饼皮也重复一样的步骤。最后加番茄莎莎酱，即可食用。

营养标示（每一份）

热量	蛋白质	碳水化合物	糖	脂肪	脂肪提供热量占比	胆固醇	纤维	钠
257 卡路里	13 克	50 克	8 克	2 克	7%	0	11 克	408 毫克

小菜

◎ 柠檬球芽甘蓝佐素培根（8 人份）

这是一道美味又制作快速的球芽甘蓝美食。你可以预先汆烫球芽甘蓝后再冲冰水防止变色，可以在几分钟内炒好食用。

材料

1350 克球芽甘蓝（除去底部后纵向切半）、1 杯素培根碎、4 根葱（切段）、1/4 杯低钠素高汤或水、适量盐、适量现磨黑胡椒、2 汤匙柠檬汁。

做法

1. 将球芽甘蓝放入开水中汆烫约 3 分钟后快速沥干。倒入 1 碗冰水以免煮过头，等变凉后再沥干一次。

2. 用大火加热一口大型不粘锅或中式炒锅，煎锅亦可。加入素培根碎和葱段，并炒软，视情况加入极少量水，以防止粘锅和烧焦，再加入球芽甘蓝和低钠素高汤煮 3 分钟。

3. 添加盐及现磨黑胡椒调味后，再淋上些许柠檬汁，将食材与调味料搅拌均匀后，即可食用。

营养标示（每一份）

热量	蛋白质	碳水化合物	糖	脂肪	脂肪提供热量占比	胆固醇	纤维	钠
71 卡路里	12 克	5 克	1 克	0.5 克	6%	0	2 克	331 毫克

◎ 黑豆豆沙泥炒西蓝花（4 人份）

这道菜不仅颜色鲜艳、制作快速，而且富含纤维，很适合搭配任何亚洲的餐点。

材料

1 茶匙新鲜姜末或姜丝、2 茶匙蒜末、2 汤匙中式黑豆豆沙泥、1 棵西蓝花、1 个洋葱（切成六角状后剥开夹层）、2 汤匙水、3 汤匙干雪莉酒或非酒精式甜酒（如丽丝玲酒）、1½ 茶匙玉米淀粉（用 1/2 杯冷水溶解）。

做法

1. 姜糊：在小碗内把姜末和蒜末搅拌在一起，加入中式黑豆豆沙泥混合均匀。

2. 把西蓝花的菜花部位切成可一口吃下的小块；根茎部位则削皮后切成 1 厘米长。然后将根茎部位的切块、菜花部位的切块及洋葱倒进一口中型炒锅内，一起用大火炒。

3. 加入 2 汤匙水后加盖续煮 4 ～ 5 分钟，或煮至花菜的口感介于清脆和软滑之间为止（视情况多加入一点水）。

4. 加入姜糊、干雪莉酒或非酒精式甜酒及玉米淀粉糊，不断搅拌至酱汁变稠为止，即可盛盘上桌。

营养标示（每一份）

热量	蛋白质	碳水化合物	糖	脂肪	脂肪提供热量占比	胆固醇	纤维	钠
85 卡路里	6 克	15 克	1 克	1 克	11%	0	0.5 克	416 毫克

◎摩洛哥香料烤地瓜（5 人份）

这道地瓜美食做法相当简单。香菜籽让本道菜增添了辣味且使口感更有嚼劲。

材料

680 克黄肉地瓜（去皮后直向切半，然后再对切成 1 厘米厚的小片）、1/4 杯零脂意大利蘸酱、1 汤匙枫糖浆、1½ 茶匙柠檬皮（切丝）、1½ 茶匙香菜籽、1½ 茶匙小茴香籽、1½ 茶匙芥末籽、适量盐、适量现磨黑胡椒。

做法

1. 在烤箱底部往上数第三层的地方，放置一个网架，并将烤箱预热到大约 190 摄氏度。

2. 在一个有边的厚底不粘烤盘或烘焙专用浅盘里，混合黄肉地瓜、零脂意大利蘸酱、枫糖浆、柠檬皮丝、香菜籽、小茴香籽及芥末籽，并均匀摆成一个浅层。

3. 撒上盐和现磨黑胡椒，烘烤到黄肉地瓜变软而且表皮呈金黄色，时而翻动一下，烘烤约需 30～45 分钟。趁热食用。

营养标示（每一份）

热量	蛋白质	碳水化合物	糖	脂肪	脂肪提供热量占比	胆固醇	纤维	钠
145 卡路里	3 克	33 克	9 克	1 克	6%	0	5 克	233 毫克

◎莳萝烤四季豆、茴香、红甜椒和白花菜（8 人份）

这是一道美味、简单、色彩丰富的蔬菜美食。

材料

2 个球茎茴香（去头去尾后切半，再切成细片）、1 棵白花菜（去梗后散成小花状后切片）、2 个红甜椒（去籽去心后再切成薄片）、6 杯新鲜去梗四季豆或冷冻的全株幼种四季豆、1/2 杯零脂意大利蘸酱、2 汤匙柠檬汁、2 茶匙干燥莳萝或 2 汤匙新鲜莳萝切片、1 茶匙干燥大蒜粉、1/4 杯茴香叶碎末、适量盐、适量现磨黑胡椒。

做法

1. 把烤箱预热到约 175 摄氏度。

2. 在一个大型的烘焙专用不粘浅盘里，混合球茎茴香、白花菜、红甜椒、去梗四季豆或冷冻全株幼种四季豆、零脂意大利蘸酱、柠檬汁、干燥莳萝、干燥大蒜粉、茴香叶碎末、盐和现磨黑胡椒，然后均匀摆盘，保持浅层状态（如果食材堆积太高，请用 2 个浅盘以保持浅层的状态）。

3. 将盘子放入烤箱最底层。烤约 40 分钟，时而用煎匙翻动搅拌，烤到蔬菜变软且上色为止。趁热食用。

营养标示（每一份）

热量	蛋白质	碳水化合物	糖	脂肪	脂肪提供热量占比	胆固醇	纤维	钠
85 卡路里	4 克	19 克	6 克	0.5 克	5%	0	7 克	254 毫克

甜点

◎蔓越莓甜橙梨口味格兰诺拉麦片（8 人份）

蔓越莓、甜橙和梨放在一起真是妙不可言。这道麦片和柠檬乳霜搭配食用，味道很棒。

材料

4 个梨（去籽后切片）、2½ 杯蔓越莓（若是用冷冻蔓越莓要提前解冻）、1 个中型甜橙（表皮刮出细丝，再榨汁）、少许盐、少许新鲜现磨豆蔻粉、少许姜粉、3/4 杯冷冻浓缩梨汁或苹果汁（或是综合浓缩梨、苹果和水蜜桃汁，提前解冻）、2 汤匙玉米淀粉、2 杯低脂格兰诺拉麦片（脂肪提供热量占比不要超过 4%）。

做法

1. 把烤箱预热到约 205 摄氏度。

2. 在一个大碗里面混合梨、蔓越莓、甜橙汁、甜橙皮丝、盐、现磨豆蔻粉及姜粉。

3. 在一个小碗里搅匀浓缩果汁和玉米淀粉后，立刻倒在水果上面，然后充分抹匀，倒入一个不粘烤盘里（若没有不粘烤盘，在一般烤盘上铺上一张烘焙纸也可）。

4. 烤大约20分钟以后，拿出来再次充分搅拌水果，并在上方均匀撒上低脂格兰诺拉麦片。

5. 把烤箱温度调小至约175摄氏度后续烤20～30分钟，直到水果变软为止。温热食用。

营养标示（每一份）

热量	蛋白质	碳水化合物	糖	脂肪	脂肪提供热量占比	胆固醇	纤维	钠
201 卡路里	3 克	51 克	27 克	1 克	4%	0	7 克	101 毫克

◎柠檬乳霜（4 人份）

这道简单美味的乳霜可以当作布丁或水果及蛋糕的糖霜。你只需要4种食材——内酯豆腐、枫糖浆或龙舌兰花蜜、柠檬皮丝、柠檬汁和一台搅拌机。

材料

350克内酯豆腐、1/3 杯枫糖浆或龙舌兰花蜜（A 级）、3 汤匙柠檬汁、1 汤匙柠檬皮丝。

做法

用搅拌机或食物处理机将内酯豆腐、A 级枫糖浆或龙舌兰花蜜、柠檬汁和柠檬皮丝混合均匀（或放在碗里，用手提式搅拌机混合均匀）。放置于密封盒中并冷藏，直到变凉即可食用。

变化

- 姜味柠檬乳霜：搅进 1/4 杯剁碎的结晶生姜。

营养标示（每一份）

热量	蛋白质	碳水化合物	糖	脂肪	脂肪提供热量占比	胆固醇	纤维	钠
106 卡路里	6 克	20 克	17 克	1 克	8%	0	0.5 克	88 毫克

◎凤梨雪酪冰棒（18 人份）

你只需要用 6 种食材和一台搅拌机，就可以给这道夏日点心来个超级大变身。

材料

350 克内酯豆腐、3 汤匙龙舌兰花蜜或糖、4 茶匙柠檬汁、少许香草萃取物、500 克以果汁封装的原味凤梨片罐头、少许椰子萃取物。

做法

1. 用搅拌机或食物处理机将内酯豆腐、龙舌兰花蜜或糖、柠檬汁、香草萃取物、凤梨片（带汁）和椰子萃取物混合均匀。
2. 倒入 18 个小冰棒模型，插入竹签后冷冻至成形。食用前只需将模型下方浸入热水几秒钟，就可取出冰棒。

营养标示（每一份）

热量	蛋白质	碳水化合物	糖	脂肪	脂肪提供热量占比	胆固醇	纤维	钠
30 卡路里	2 克	6 克	6 克	0.5 克	15%	0	0.5 克	19 毫克

◎莓果慕斯（4 人份）

这份食谱太简单了！都是搅拌机的功劳。可以当布丁吃或蘸水果享用。

材料

350 克内酯豆腐、2¾ 杯未增甜冷冻莓类（提前解冻）、3 汤匙糖或 2 汤匙龙舌兰花蜜、1 汤匙莓果利口酒（可不加）。

做法

1. 用搅拌机或食物处理机将内酯豆腐、莓类、龙舌兰花蜜或糖混合均匀，根据个人口味加入莓果利口酒。

2. 用汤匙盛到 4 个布丁盘内冷藏，变凉即可食用。

营养标示（每一份）

热量	蛋白质	碳水化合物	糖	脂肪	脂肪提供热量占比	胆固醇	纤维	钠
123 卡路里	7 克	24 克	17 克	1 克	7%	0	3 克	89 毫克

◎甜橙加苹果酱的枣糕（9 人份）

这道简易的蛋糕美味湿润，可以作为午餐，隔日食用，味道更佳。用苹果酱代替鸡蛋和油脂。

材料

1 杯未增甜苹果酱、1 汤匙柠檬汁、2 汤匙水、1 汤匙甜橙皮丝、1 杯全麦烘焙常用面粉（非一般全麦面粉）、1/2 杯黑糖、1/4 杯燕麦粉或大麦粉（将燕麦用干品搅拌机或电子咖啡研磨机打成粉末状）、少许肉桂粉、少许盐、少许豆蔻粉、少许香果粉、1茶匙烘焙常用苏打粉、1杯枣（去核剁碎）。

做法

1. 把烤箱预热到约175摄氏度。将苹果酱、柠檬汁和2汤匙水倒入小锅中用中火慢慢加热。再加入甜橙皮丝。

2. 在一个中型碗中混合全麦烘焙常用面粉、黑糖、燕麦粉、肉桂粉、盐、豆蔻粉和香果粉。

3. 将烘焙常用苏打粉搅入做法1的苹果糊中（会起泡），然后立刻倒入做法2的面糊，充分搅拌均匀但切勿过度搅拌。

4. 倒入枣碎后稍微混合一下。用大汤匙将面糊盛入一个20厘米厚的不粘烤盘中，轻轻抹匀面糊最上方后烤10分钟。把烤箱温度调到约160摄氏度续烤25～30分钟，然后用蛋糕测试棒检查完成情况。移到网架放凉。将蛋糕依同等份纵向、横向各切两次，总共可切出9块方形蛋糕。

营养标示（每一份）

热量	蛋白质	碳水化合物	糖	脂肪	脂肪提供热量占比	胆固醇	纤维	钠
169卡路里	3克	41克	24克	0.5克	3%	0	4克	199毫克

多多尝试新食材

本书食谱所用的简单食材通常到哪里都买得到，虽然有些食物你可能觉得很陌生，但还是希望大家可以多多试试这些新食物。

龙舌兰花蜜

龙舌兰花蜜（糖浆）是萃取自龙舌兰仙人掌植物的液状甜味剂，味道不会太重。因为它的糖分有 90% 来自果糖，所以尝起来比一般白砂糖要甜，因此若要达到相同的甜度，龙舌兰花蜜的使用量可以比白砂糖少一半。线上商店和健康食品店都有售卖。

面包粉

若想自制面包粉，可以利用吃剩的发芽谷物面包、石磨全麦面包或黑麦面包，先将它们撕成块状，然后放入冰箱冷冻保存。当你制作面包粉时，将冷冻的面包块放入食物处理机打碎成粉，再将这些面包粉放入袋里或塑料盒中冷冻保存。

- **香烤面包粉**：一次取 1 杯面包粉，放入厚底锅，用中火干炒至金黄色，时而搅拌。待其完全冷却后再放入密封盒中保存。
- **干燥面包粉**：把吃剩的面包放在纸袋里，等到面包变得又干又硬之后将之磨碎。极干的面包粉若是放在干燥的密封盒里几乎不会变坏。
- **奶酪风味面包粉**：很适合拿来裹在蔬菜上，然后用烤箱加热。制作方法如下：混合 455 克的面包粉和 3/4 杯大豆帕玛森奶酪、1½ 茶匙盐及少许新鲜现磨黑胡椒粉。冷冻保存。
- **风味面包粉**：在一般面包粉或奶酪风味面包粉里再加入 2 汤匙干燥意大

利香菜、少许干燥罗勒叶及少许干燥大蒜粉。

鹰嘴豆粉

鹰嘴豆粉很适合用来替代大豆粉，它的脂肪含量和低脂大豆粉差不多，纤维含量和蛋白质含量也很高。健康食品店和大型超市都有售卖。

零脂油醋汁

不论你是要在网架上还是烤箱中烧烤食物，这道酱汁可以代替油脂，也可用来腌泡食材。

亚麻籽

这些棕色或金黄色的种子富含纤维和 ω-3 脂肪酸，但必须磨成粉状才易于被消化和吸收。已经磨碎的亚麻仁籽通常是以冷藏的形式售卖，你也可以购买全粒的亚麻籽，然后自己用香料机或咖啡机搅碎，然后添加在果昔、麦片、面包粉或烘焙食物里。大部分超市和健康食品店皆有售卖。

肉类替代品

现在超市和健康食品店有数不清的肉类替代品，其口味和外表皆和真肉很相似，种类应有尽有，诸如素汉堡、素热狗、素香肠、素即食冷肉片、素意大利辣味香肠片、素肉丸子、素火腿、素加拿大式培根、素鸡肉片、素鸡块及砂锅专用"汉堡碎末"等，里面完全不添加一丝真肉。大部分产品是由大豆或小麦筋（面筋）制成。

这些素肉制品都已经煮熟，可以即食，真是再方便不过了。但是市场上售卖的不同品牌素肉制品的脂肪含量和原料差异性很大（有些含有鸡蛋或乳制品），所以务必检查成分表。

蘑菇高汤块

这是一种风味浓郁的咸式高汤块，不仅极具风味，钠含量也很低。

营养酵母

营养酵母可以为酱汁、砂锅菜、快炒食物和其他美食增添奶酪的风味。营养酵母和啤酒酵母、烘焙酵母不同，后两者皆有苦味。有雪花片和粉末状两种，雪花片的营养酵母用途比较多。如果你只找得到粉末状的营养酵母，那记得使用量要比雪花片的减少一半，因为粉末状的比较浓缩。

石榴糖蜜

这种原料不但味道很棒，而且具有提神醒脑的效果，中东和北美洲的美食里常会使用到。石榴糖蜜会给豆类和咸味美食增添刺激的酸味，加入沙拉或蔬菜里则带来微涩的口感，很适合作为糖霜或腌泡食材的酱汁。稀释后也可以加入饮料或冰沙中。

不要把红石榴糖浆误认作石榴糖蜜，两者虽然原料相同，但前者添加了糖和其他调味料。石榴糖蜜在开罐之后，可冷藏保存非常久。

豆奶和其他非乳类植物奶

大部分超市和健康食品店都买得到豆奶，在烹饪时可以代替牛奶，制作麦片粥或热饮时亦可加入。豆奶不但零乳糖、零胆固醇，而且通常添加有钙质、维生素 D 和其他营养素。低脂原味豆奶通常很适合拿来烹饪。很多豆奶品牌为了让其口味更像牛奶，会添加一点甜味剂，但若要运用在制作美食上，可利用未增甜的种类。在制作热咖啡或热茶时，若要避免豆奶凝结成豆渣，不要将豆奶倒入热饮里，而要反过来将热饮倒入豆奶中。

豆奶不能代替婴儿配方奶。市场上售卖的以大豆为主要原料的婴儿配方奶是特别针对婴儿的需要，经特殊调配而成。

除了豆奶之外，还有米浆、燕麦奶、杏仁奶和其他非乳类植物奶可供选择。所有这些种类都不含动物性脂肪、动物性蛋白质和乳糖。有些人觉得这些植物奶比豆奶好喝。

大豆柳条

大豆柳条是干燥的鸡柳条替代品，类似植物组织蛋白，但它是由全粒大豆制成，质感和风味俱佳。若要长期维持鲜度，可以用 2 个袋子包起来放置冰箱冷冻保存。

大豆粉

大豆粉是由整粒大豆或脱壳大豆制造而成，它含有脂肪氧化酶，因此若在面团里添加一些大豆粉，烘焙出来的面包不但口感湿润、蓬松，而且不易变质。它的油脂含量很高，应该放置于冰箱冷冻保存。市面也有售卖脱脂的种类。

大豆帕玛森奶酪

大豆帕玛森奶酪是由豆腐制成，在健康食品店可以买到，不但有强化钙质的成分，而且脂肪含量很低。放入冰箱可以保存数月。其他非帕玛森口味的大豆奶酪脂肪含量太高，并不推荐食用。

大豆蛋白粉（分离大豆蛋白）

大豆蛋白粉是将大豆的脂肪、纤维和碳水化合物去掉后制成，剩下的几乎都是蛋白质，仅剩一点微量的矿物质和脂肪。大豆蛋白粉很容易被人体吸收，而且因为没有什么特别的味道，所以很适合加入果昔或其他食物中。大豆蛋白粉可以将脂肪和水融合在一起，因此也可以作为乳化剂，给食物增添乳汁般滑顺的口感。

健康食品店售卖的大豆蛋白粉，大致会分为原味和经过调味 2 种不同的种类。放置于室温下保存即可。

大豆酸奶

有些品牌的大豆酸奶里面添加了活性乳酸菌，不但质感浓郁而且具有特殊的酸味。某些品牌特别适用于本书的食谱，如白浪服务有限公司豆奶品牌纯丝系列（White Wave Silk）发酵大豆、南希牌（Nancy's）发酵大豆或全粒大豆（Whole Soy）原味产品。大部分超市和健康食品店都有售卖。

蛋白素肉

这个很好用的低脂产品做法如下：先将低脂豆粉和水混合，接着用高压锅烹煮，再用机器将煮熟的豆子面糊制作成各式质感和形状的产品。蛋白素肉的用途相当广泛，而且令人惊喜的是，它竟然具有肉类的口感——磨成颗粒状的种类可以代替绞肉；块状的种类可以用于炖品、串烧或快炒；也有片状的产品。健康食品店和超市通常都有售卖。原味的种类比调味过的使用更方便。

假如你想通过加水使蛋白素肉膨胀，其实做法也相当简单，只要将其放入汤品、炖品、砂锅或酱汁中一起煮就可以了。事实上，如果你的食物汤汁过多，只要加入干燥的蛋白素肉，它就会吸收美味的汤汁，不仅增加了食物的丰富度，还解决了汤汁过多的问题。

如果想快速用浸泡法使颗粒状的蛋白素肉膨胀，只要将其倒入同等量的煮沸的液体中，加盖放置 5 分钟就可以了。在调味上可以用低钠素高汤或番茄汁，也可以在热水里加入 1 或 2 汤匙低钠酱油。每一杯颗粒状蛋白素肉若加入 1 杯液体，可以做出 1½ 杯润泽膨胀的成品。假如想取代食谱内的肉类，2 杯膨胀产品在分量上相当于 455 克肉类。

块状或片状蛋白素肉膨胀的速度比较慢，但是其口感与风味和肉类很像。

每 1½ 杯干燥产品得用 3 杯低钠素高汤一起煮 15 ～ 30 分钟，放凉后保存。如果你一次做很多，可以分成几等份，每份 2 杯量，这样可以随时食用。

假如你想要用烤箱煎炸片状的蛋白素肉，在进行腌泡步骤或裹面粉之前，必须先沥干水分。块状的蛋白素肉除了可以用于炖品或快炒食物之外，也可以做串烧或用烤箱煎炸，只要裹上调味过的面粉或面包粉，然后放进 200 摄氏度的烤箱，每面各烤 10 分钟就可以食用。

低钠酱油

酱油源自中国，是世界上历史最悠久的调味品之一。它强烈的风味可以给西方的素食带来浓厚的口感，低钠种类的酱油对健康较为有益，同时不失原本的风味。

味噌

即日式豆谷发酵糊，通常是由大豆或大麦制成。这是一种变化性很大的汤底，类似高汤糊或高汤块等咸式调味料。如果对大豆过敏，可用鹰嘴豆做成的味噌取而代之。

芝麻酱

芝麻酱是由去壳的芝麻籽磨碎制成，源自中东。它强烈的风味可以给美食增添更浓厚的口感，不过其脂肪含量太高，注意不要过度添加。大部分的超市和健康食品店都有售卖。

豆腐

豆腐的制作方式是将豆奶加入矿物盐凝结，沥干水分后再压挤出各种不同的形状。

豆腐在烹饪的时候很容易入味，而且可以代替乳制品、肉类、海鲜和鸡蛋。

有些品牌的豆腐是以无菌包装的形式售卖，在未开封的情况下约可保存1年。内酯豆腐质感细致滑顺，分软式、硬式、超硬式、低脂和全脂等种类，很适合加入需要搅拌的滑顺口感的美食中，比如布丁、水果奶昔、酱汁或汤品等，也可以做成炒豆腐（见第 220 页）。

一些超市和健康食品店有售卖烟熏、香烤或腌制等口味的豆腐。不论用在快炒食物、砂锅菜、沙拉或三明治里，只要一点点就可以代替肉类或熏鱼。